Alexander Penner

Big Data und eHealth im modernen Gesundheitswesen

Chancen und Risiken der Digitalisierung für die medizinische Versorgung

Bibliografische Information der Deutschen Nationalbibliothek:

Die Deutsche Nationalbibliothek verzeichnet diese Publikation in der Deutschen Nationalbibliografie; detaillierte bibliografische Daten sind im Internet über http://dnb.d-nb.de abrufbar.

Impressum:

Copyright © Studylab 2021

Ein Imprint der GRIN Publishing GmbH, München

Druck und Bindung: Books on Demand GmbH, Norderstedt, Germany

Coverbild: GRIN Publishing GmbH | Freepik.com | Flaticon.com | ei8htz

Diese Arbeit widme ich meiner gesamten Familie und insbesondere meinen kleinen „Sohnenscheinen" Dima und Yann.

Niemand hat je zuvor mein Leben so verändert wie Ihr beide. Bewahrt Euch euer sonniges Gemüt und bleibt für immer so, wie Ihr seid.

"Information is the oil of the 21st century, and analytics is the combustion engine"

Peter Sondergaard, Senior Vice President, Gartner

"I keep saying that the sexy job in the next 10 years will be statisticians, and I'm not kidding."

Hal Varian, chief economist at Google

"War is 90% information."

Napoleon Bonaparte

"The most valuable commodity I know of is information."

Gordon Gekko, Wall Street

Executive Summary

EHealth stellt eine ganzheitliche und sehr vielschichtige Methodik neuester Anwendungen aus dem Gesundheitswesen unter Nutzung der modernen Informations- und Kommunikationstechniken (IKT) sowie Big Data darf.

Hiermit können im Gesundheitswesen wesentliche Verbesserungen realisiert werden. Dieser angestrebte Nutzen von eHealth ist ein kompliziertes sowie vielschichtiges Phänomen und kann nicht einfach auf eine konkrete Größe wie beispielsweise Kosten reduziert werden. Vielmehr können auch wesentlichen Fortschritte hinsichtlich Effektivität, Effizienz und Qualität errungen werden, wovon sämtliche beteiligten Interessensgruppen profitieren können.

Auf der anderen Seite birgt auch dieses neuartige technologische Anwendungsfeld eine Vielzahl an Risiken für die beteiligten Gruppen. Insbesondere Bedenken hinsichtlich der gewonnenen Daten und Informationen (Sicherheit, Integrität) stehen hierbei im Fokus.

Im Rahmen der vorliegenden Arbeit wurden eine methodische Synthese der Potentiale und Risiken durchgeführt sowie gegeneinander abgewogen. Demnach ergibt sich für alle Beteiligten Interessensgruppen ein Überhang an Vorteilen, die es zu nutzen gilt, um den branchenrelevanten Trends gerecht zu werden sowie den eigenen Interessen realisieren zu können. Auch wenn man den Risiken mit der gebotenen Ernsthaftigkeit und Prävention beggenen muss, so kann man es sich keiner der Beteiligten erlauben, eine solch deutlich Fülle an Vorteilen ungenutzt zu lassen.

Inhaltsverzeichnis

Executive Summary .... **V**

Abkürzungsverzeichnis .... **VIII**

Abbildungs- und Tabellenverzeichnis .... **XI**

    Abbildungen XI

    Tabellen XI

1 Einleitung **1**

    1.1 Zielsetzung 1

    1.2 Aufbau der Arbeit 2

2 Grundlagen zu Big Data und eHealth **3**

    2.1 Big Data 3

    2.2 eHealth 13

    2.3 Wechselwirkungen 14

3 Strukturelle Grundlagen von eHealth **15**

    3.1 Strukturierung 15

    3.2 Ziele 19

    3.3 Stakeholder 20

4 Operative Grundlagen von eHealth **33**

    4.1 Prozesse 33

    4.2 Elektronische Dienste 36

    4.3 Instrumente 39

5 eHealth-Gesetz **41**

    5.1 Ziele 41

    5.2 Anwendungen 42

    5.3 Prinzipien 44

6 Entwicklungen und Perspektiven von eHealth **45**

    6.1 Trends 45

    6.2 Ziele 51

    6.3 Rahmenbedingungen 53

    6.4 Chancen und Risiken 64

Fazit **75**

Literaturverzeichnis **78**

Abkürzungsverzeichnis

App	Applikation
BDA	Big Data Analytics
BIP	Bruttoinlandsprodukt
BMG	Bundesministerium für Gesundheit
bspw.	beispielsweise
bzgl.	Bezüglich
CT	Computertomographie
Dale-UV	elektronisches Berichts- und Abrechnungssystem für Ärzte mit Unfallversicherungsträgern
Dr.	Doktor
eAkte	elektronische Patientenakte
eArztbrief	elektronischer Arztbrief
eAbrechnung	elektronische Abrechnung
EBM	Einheitlicher Bewertungsmaßstab
eDMP	elektronisches Disease-Management-Programm
eDoku	elektronische Dokumentation
eGK	elektronische Gesundheitskarte
eHBA	elektronischer Heilberufsausweis
eHealth	electronic Health
EKG	Elektrokardiogramm
EMA	European Medicines Agency
ePA	elektronische Patientenakte
eRezept	elektronisches Rezept
eServices	electronic services (elektronische Dienste)
etc.	et cetera
EU	Europäische Union
EUR	Euro (€)

FDA	Food and Drug Administration
gematik	Gesellschaft für Telematikanwendungen der Gesundheitskarte mbH
GmbH	Gemeinschaft mit beschränkter Haftung
GKV	Gesetzliche Krankenversicherung
IKT	Informations- und Kommunikationstechnologie
inc.	incorporated
IT	Informationstechnik
KK	Krankenkasse(n)
MB	Megabyte
mHealth	mobile Health
Mrd.	Milliarden
MRT	Magnetresonanztomographie
MVZ	Medizinisches Versorgungszentrum
PKV	private Krankenversicherung
Prof.	Professor
RWE	Real World Evidence
SNK	Sicheres Netz der Kassenärztlichen Vereinigungen
sog.	so genannt
tHealth	telematic Health
TI	Telematikinfrastruktur
u. A.	unter Anderem
USD	US Dollar
uvw.	und viele weitere
v. A.	vor Allem
vgl.	vergleiche
vs.	versus
WHO	World Health Organization (Weltgesundheitsorganisation)

Abkürzungsverzeichnis

z. B.   zum Beispiel

ZOD   Zahnärzte Online Deutschland

Abbildungs- und Tabellenverzeichnis

Abbildungen

Abbildung 1: Entwicklung der Weltweiten Datengenerierung von 2009 – 2020 3

Abbildung 2: Abgrenzung der digitalen Anwendungsfelder innerhalb des Gesundheitswesens. 18

Abbildung 3: Interaktionsbeziehungen von Akteuren bei eHealth. 27

Abbildung 4: Beispiele der Interaktionen von Controllern innerhalb des (digitalen) Gesundheitswesens. 32

Tabellen

Tabelle 1: Gegenüberstellung der wesentlichen Chancen und Risiken von eHealth. ... 74

1 Einleitung

1.1 Zielsetzung

Das traditionelle Gesundheitswesen befindet sich im steten Wandel. Getrieben wird dieser Wandel von den jeweils aktuellen gesellschaftlichen, ökonomischen sowie technologischen Trends, die sich auf die Gesundheitsversorgung auswirken. Im Rahmen der vorliegenden Arbeit werden vier Trendcluster identifiziert, welche die aktuelle Entwicklung des Gesundheitswesens beeinflussen: Demografie (Bevölkerung wächst und wird insbesondere zunehmend älter), Individualisierung (maßgeschneiderte Lösungen für Individuen und informierte, aktive Leistungsempfänger), Finanzierungslücken (zunehmend steigende Kosten für Gesundheitsausgaben) und Digitalisierung (Nutzung digitaler Innovationen und IKT). Hierbei dient die Digitalisierung allerdings eher als ein Mittel, um die mit den ersten drei Trendclustern einhergehenden Herausforderungen zu bewältigen.

eHealth und Big Data eröffnen hierbei Möglichkeiten, den sich durch die aktuellen Trends ergebenden Transformationsprozess erfolgreich zu bewältigen und zu gestalten. Dabei gilt es auch, die beteiligten Akteursgruppen zu identifizieren und deren Interessen zu berücksichtigen und optimaler Weise bei der Realisierung zu vereinen. In der vorliegenden Arbeit wurden die sechs Akteursgruppen ausgemacht, die am meisten am Gesundheitswesen beteiligt sind: Leistungsempfänger (Patienten), Leistungserbringer (Ärzte, Therapeuten), Kostenträger (Krankenkassen), Privatwirtschaft (Anbieter von Waren und Leistungen im Rahmen von eHealth), Controller (Gesetzgeber, Behörden) und Forschungs- und Bildungseinrichtungen.

All diesen Akteursgruppen bieten sich unterschiedliche Potentiale, um die jeweiligen Ziele zu Erreichen. Die wesentlichen Chancen und Perspektiven wurden in der vorliegenden Arbeit herausgearbeitet. Als zentrale Figur des Gesundheitswesens stellt der Patient auch den größten Profiteur von eHealth-Anwendungen. Insbesondere die Aussicht auf eine bessere Versorgungsqualität gestaltet sich für die Leistungsempfänger als vielversprechendster Benefit. Aber auch allen anderen Stakeholdern verspricht eHealth wesentliche Chancen. So können Leistungserbringer eine gesteigerte Leistungseffizienz und die Kostenträger eine verbesserte Kosteneffizienz erwarten, die Privatwirtschaft den Umsatz steigern und die Controller ihre Prozesse optimieren. Auch die Akteure aus dem Bereich der Forschung und Bildung zieht großen Nutzen aus eHealth-Anwendungen insbesondere in Verbindung mit Big Data, da hierdurch der Zugriff auf eine breite Datenbasis ermöglicht wird.

Der Einsatz digitaler Anwendungen wird aber auch von einer Reihe kritisch zu bewertender Rahmenbedingungen begleitet. So müssen etwa Fragen im Hinblick auf datenschutzrelevante und IT-sicherheitsbezogene Aspekte sowie der häufig unklare Zusatznutzen einer neuen Anwendung frühzeitig berücksichtigt und evaluiert werden.

Bei der Einführung und Nutzung von eHealth-Anwendungen gilt es all diese Aspekte zu berücksichtigen und in einer Strategie gemäß dem in der vorliegenden Arbeit vorgestellten eHealth-Gesetz erfolgreich umzusetzen.

1.2 Aufbau der Arbeit

Der grundsätzliche Aufbau der vorliegenden Arbeit verfolgt die folgende Struktur:

Ausgehend von grundlegenden Begriffsdefinitionen sowie thematischen Grundlagen werden die Bereiche Big Data und eHealth vorgestellt und deren Wechselwirkungen dargestellt (Kapitel 2).

In der Folge werden die strukturellen Grundlagen von eHealth und dessen Bedeutung im Kontext des modernen Gesundheitswesens charakterisiert (Kapitel 3). Dabei wird zunächst dessen Strukturierung vorgestellt (Kapitel 3.1), bevor auf dessen Ziele eingegangen wird (Kapitel 3.2). Ferner werden die für eHealth relevanten Akteure und deren Interessen, Ziele und gegenseitige Wechselwirkungen vorgestellt und näher erläutert (Kapitel 3.3) gefolgt von den leistungsbezogenen Charakteristika (Kapitel 4) der Prozesse (Kapitel 4.1), der elektronischen Dienste (Kapitel 4.2) sowie der verwendeten Instrumente (Kapitel 4.3). Im nächsten Kapitel wird dann mit dem eHealth-Gesetz der juristischen Rahmen sowie der strategische Fahrplan dieses innovativen Bereichs des Gesundheitswesens abgesteckt (Kapitel 5). Anschließend werden die zentralen Trends im Gesundheitswesen beschrieben und ihre Einflüsse auf den Einsatz von eHealth dargestellt (Kapitel 6.1). Hieraus und aus den Zielen der beteiligten Stakeholder hinsichtlich eHealth (Kapitel 6.2) sowie der herrschenden Rahmenbedingungen (Kapitel 6.3) werden dann die Chancen und Risiken von eHealth im Hinblick auf die beteiligten Akteursgruppen abgeleitet (Kapitel 6.4) und erläutert.

Zuletzt rundet ein abschließendes Fazit des Autors die vorliegende Arbeit ab (Kapitel 0).

2 Grundlagen zu Big Data und eHealth

2.1 Big Data

2.1.1 Begriffsklärung

Der Begriff „Big Data" stammt aus dem englischen Sprachraum. Erst als Phänomen oder als Hype relativ unstrukturiert wahrgenommen, fassen die Experten heutzutage unter diesem Begriff im Wesentlichen zwei Aspekte zusammen.

Zum einen umschreibt er im engen Sinne die immer rasanter wachsenden digitalen Datenmengen, deren Umfang und Wachstumsraten kaum für möglich gehaltene Dimensionen erreichen. So verdoppelt sich die Menge digital verfügbarer Daten etwa alle zwei Jahre, so dass bis zum Jahr 2025 das jährlich generierte Datevolumen auf 163 Zettabyte ($163 \cdot 10^{21}$ Byte) anwachsen könnte. [1]

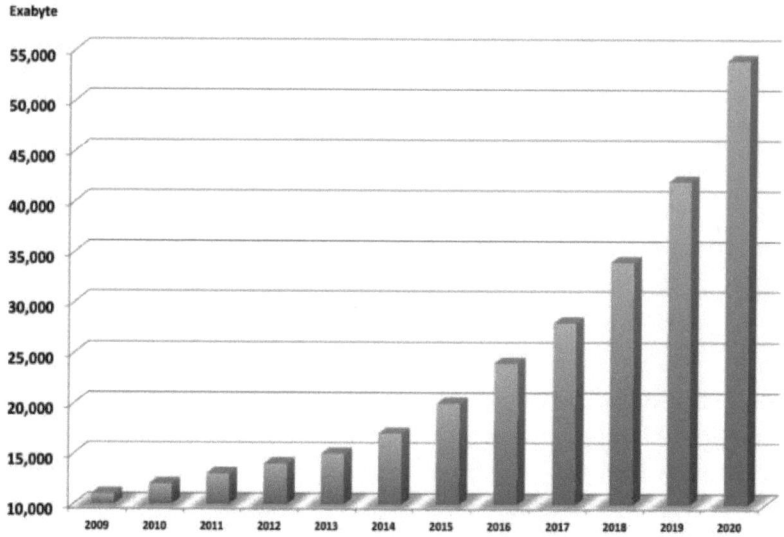

Abbildung 1: Entwicklung der Weltweiten Datengenerierung von 2009 – 2020 [2]

---

[1] Storage Consortium, 2018.
[2] Computerwoche, 2015.

Zum anderen aber geht es auch um neue und explizit leistungsstarke IT-Lösungen und Systeme, mit denen Unternehmen die Informationsflut vorteilhaft verarbeiten können. Hierunter fallen Gewinnung, Verarbeitung, Strukturierung, Interpretation und Auswertung von umfassenden und weitgehend unstrukturierten Datenmengen (z. B. aus den sozialen Netzwerken) für die Gewinnung neuer Erkenntnisse und Zusammenhänge. Das zugrundeliegende Datenaufkommen überfordern dabei die Aufnahmekapazitäten herkömmlicher, meist relationaler Datenbanksysteme hinsichtlich Menge, Beziehung, Verarbeitungsgeschwindigkeit und Heterogenität.[3]

Dabei wird der Terminus „Big" durch die folgenden fünf Größen („5 V") definiert:[4]

- Volume: Anzahl und Größe der Daten
- Velocity: Geschwindigkeit zur Generierung, Transfer und Verarbeitung der Daten
- Variety: Vielfalt an Datenformaten, -typen und –quellen
- Validity: Korrektheit, Qualität und Belastbarkeit der Daten
- Value: gewonnener Mehrwert durch Daten

2.1.2 Nutzung

Die Notwendigkeit zum Umgang mit Big Data begründet sich zum einen im technologischen Fortschritt und den damit entstandenen Möglichkeiten der automatisierten Datengewinnung (z. B. Data Mining, Logdaten, Audit Trails, Sensordaten, Kommunikationsdatensätze), welche ein exponentielles Wachstum an Datenmengen nach sich zogen.[5]

Zum anderen macht auch der vielfältige Nutzen den Umgang mit Big Data zu einem dringenden Bedürfnis erfolgreichen unternehmerischen Handelns. So kann Big Data Verbesserungen in den Geschäftsprozess vieler Funktionsbereiche von Unternehmen bewirken. Besonders zu nennen sind hierbei Forschung und Entwicklung, IT, Produktion, Qualitätswesen, Vertrieb und Marketing. Auch die Anwendung hinsichtlich der Branchenvielfalt macht die Nutzung von Big Data unabdingbar. So

---

[3] V. Markl, T. Hoeren, H. Krcmar, 2013.
[4] R. Bachmann, T. Gerzer, D. G. Kemper, 2014.
[5] K. Manhart, 2011.

können Informationen aus der Nutzung großer Datenmengen den Erfolg traditioneller produzierender Unternehmen, aber auch von Dienstleistungsanbietern (z. B. Finanztransaktionen und Börsendaten in der Finanzindustrie) massiv unterstützen, zumal auch nicht gewinnorientierte Bereiche wie Verwaltung, Nachrichtendienste oder Wissenschaften (z. B. Geologie, Meteorologie, Chemie, Biologie, Genetik, Pharmazie, Physik, uvm.) vom Umgang und der zielgerichteten Verarbeitung großer Datenmengen profitieren können.

Diese vielversprechende Entwicklung hat Auswirkungen auf die Unternehmenslandschaft. Die Nutzer erhalten durch die großen verfügbaren Mengen an Daten sowie deren zielgerichtete Verwertung ganz neue Einblicke in die Interessen, das Kaufverhalten und das Risikopotenzial von Kunden sowie von potenziellen Interessenten. Damit die Information auch entsprechend gefiltert, untersucht, beurteilt und entsprechend eingeordnet werden können, greifen Unternehmen gezielt zu Analytics-Methoden. Hinter dem Begriff Analytics verbergen sich dabei explizite Maßnahmen, um in den Datenbergen unbekannte Korrelationen, versteckte Muster und andere nützliche Informationen zu identifizieren. Diese Erkenntnisse können dann für Wettbewerbsvorteile gegenüber Konkurrenten sorgen. [6]

2.1.3 Big Data Tools

Die Unternehmen verfolgen mit der komplexen Datenanalyse in erster Linie das Ziel, bessere Entscheidungsgrundlagen für die eigene Geschäftstätigkeit zu schaffen. Um dieses Hauptziel zu realisieren, werten Data Scientists (eine Berufsbezeichnung, die mit dem Begriff Big Data eng verknüpft ist und sich als Experten hierfür darstellt) die riesigen Mengen an entsprechenden Transaktionsdaten sowie zusätzlich an anderweitigen Informationen aus den unterschiedlichsten Datenquellen aus. Hierfür wird eine neue Klasse von extrem leistungsstarken Technologien und Programmen eingesetzt, welche erst in den vergangenen Jahren entstanden ist. Dabei rücken gerade quelloffene Software Frameworks wie Apache Hadoop, Spark, NoSQL-Datenbanken sowie z. B. Map Reduce in den Fokus. Gerade Spark und vor allem Hadoop erfreuen sich dabei einer ungemein großen Beliebtheit. Hadoop basiert auf dem von Google generierten MapReduce-Algorithmus in Kombination

---

[6] R. Schmidt, M. Möhring. S. Maier, J. Pietsch, R.-C. Härting, 2014.

mit Vorschlägen des Google-Dateisystems. Anwender können mit diesem Programm große Datenmengen im Rahmen intensiver Rechenprozesse auf so bezeichneten Computerclustern verarbeiten; dieser Vorgang wird auch als Cluster Computing bezeichnet. Die Entwicklung in diesem Bereich wird stetig durch Software-Unternehmen vorangetrieben (etwa von den Anbietern Cloudera oder Hortonworks).

Immer mehr an Bedeutung gewinnt dabei Big Table, das von Google entwickelte Hochleistungs-Datenbanksystem. Auch das einfach strukturierte, verteilte Datenbankverwaltungssystem Cassandra rückt als explizite Lösung für sehr große strukturierte Datenbanken verstärkt in den Vordergrund. Dabei ist Cassandra insbesondere auf Ausfallsicherheit und eine hohe Skalierbarkeit ausgelegt.

Eine weitere Lösungsalternative stellen z. B. Graph-Datenbanken dar. Hierbei werden stark vernetzte Informationen als Graphen dargestellt, wobei die spezialisierten Graph-Algorithmen komplexe bzw. komplizierte Datenbankanfragen erheblich vereinfachen. In diesem Zusammenhang findet verteiltes Dateisystem (Distributed File System) Anwendung, welches die Zugriffs- und Speicherungsmöglichkeiten deutlich optimiert.

Neben moderner und hoch funktioneller Software spielt auch die Hardware – explizit die Speichertechnologie – bei Big Data eine entscheidende Rolle. Mittlerweile macht es die Speichertechnologie möglich, Datenvolumen im Rahmen des sogenannten In-Memory Computing direkt im Hauptspeicher eines Rechners zu halten. Früher mussten diese Daten gewöhnlich auf langsamere Speichermedien wie Festplatten oder Datenbanken ausgelagert werden. Dank In-Memory Computing wird jetzt die Rechengeschwindigkeit deutlich erhöht und die Echtzeitanalyse umfangreicher Datenbestände ermöglicht. [7]

2.1.3.1 Data Mining

Unter den Methoden der primären Verarbeitung großer Datenmengen nimmt Data Mining eine vorrangige Stellung ein. Hierunter versteht sich die systematische Anwendung computergestützter Methoden, um in einem vorhandenen Datenstamm Muster, Trends oder Zusammenhänge zu finden. Die hierbei eingesetzten Algorithmen basieren vorrangig auf statistischen Methoden. Dabei ist der Begriff Data

---

[7] N. Dasgupta, 2018.

Mining an sich irreführend, da es sich hierbei um neue Wissenserkenntnisse aus bereits vorhandenen Daten handelt, statt um die begrifflich suggerierte Generierung von Daten per se. So gesehen wäre wohl die Bezeichnung „Knowledge Mining (from present data)" eher passend. [8]

Als interdisziplinäre Methodik nutzt Data Mining Erkenntnisse aus den Bereichen der Informatik, Mathematik und Statistik zur rechnergestützten Analyse von Datenbeständen. Dabei kommen unter anderem auch Verfahren der künstlichen Intelligenz zum Einsatz, um große Datenbestände hinsichtlich neuer Querverbindungen, Trends oder Muster zu untersuchen. Data Mining extrahiert die Zusammenhänge zwischen einzelnen Datensätzen und stellt das gewonnene Wissen übergeordneten Zielen zur Verfügung. Diese Erkenntnisse können dazu beitragen, die Entscheidungsfindung bei bestimmten Problemen zu erleichtern. [9]

Die bei Data Mining angewandten Methoden haben jeweils definierte Ziele und werden einzelnen Aufgaben zugeordnet, welche sich in folgende exemplarische Einzelbereiche aufteilen lassen:

- Ausreißer-Erkennung: Identifizierung und Berücksichtigung von ungewöhnlichen oder der von der Regel abweichenden Datensätzen (Ausreißern, Fehlern, Änderungen)
- Klassifikation: Zuordnung bisher nicht klassifizierter Elemente zu bestehenden Klassen
- Segmentierung: Gruppierung von Objekten aufgrund von Ähnlichkeiten zu Clustern
- Regressionsanalyse: Identifizierung von Beziehungen und Abhängigkeiten zwischen Variablen (Abhängigkeitsanalyse)
- Assoziationsanalyse: Prognose von Ergebnissen durch Identifizierung von Zusammenhängen in den Daten
- Zusammenfassung: Reduktion des Datensatzes auf kompakte Beschreibungen ohne wesentlichen Informationsverlust

---

[8] J. Han, M. Kamber, 2011.
[9] U. M. Fayyad, G. Piatetsky-Shapiro, P. Smyth, 1996.

Durch die Ausreißer-Erkennung werden Datenobjekte herausgefiltert, die aufgrund gewisser Attribute inkonsistent zu dem Rest der Daten sind oder von einem Trend abweichen (Ausreißer, Fehler, Änderungen). Die so identifizierten Exoten können aus dem zu bearbeitenden Datensatz ausgeblendet werden, um einen konsistenten Datensatz zu erhalten. Andererseits können eben diese die relevanten Informationen darstellen (z. B. zur Betrugserkennung bei Versicherungen).

Die Klassifikation ordnet einzelnen Datenobjekten bestimmten vordefinierten Gruppen, welche hier als Klassen bezeichnet werden, zu.

Bei der Segmentierung geht es ähnlich wie bei der Klassifikation darum, Objekte zu Gruppen zusammenzufassen. Hier allerdings geht es bei der Gruppierung um nicht zuvor vordefinierte Klassen, sondern um Gruppenbildung aufgrund von gemeinsamen Merkmalen. Oft handelt es sich dabei um Häufungen im Datenraum, die generierten Gruppen werden als Cluster bezeichnet. Alle Objekte eines Clusters sollen dadurch möglichst homogen sein. Objekte ohne Clusterzuordnung können gemäß zuvor beschriebener Ausreißer-Erkennung als Ausreißer interpretiert werden.

Mit der Regressionsanalyse lassen sich Beziehungen zwischen einzelnen Attributen innerhalb eines Objekts, aber auch zwischen verschiedenen Objekten identifizieren und analysieren.

Als Assoziationsanalyse bezeichnet man die Vorhersage von bisher unbekannten Merkmalen und Zusammenhängen auf Basis der Regressionsanalyse und dadurch zuvor gewonnener Erkenntnisse.

Die Zusammenfassung umschreibt die Reduktion großer und komplexer Datenmengen auf eine nützliche und handhabbare Menge, ohne dabei an dadurch erhaltenen Informationen und Erkenntnissen einzubüßen.

Dabei kommen praktisch alle anderen Teildisziplinen zum Einsatz. Die Ausreißer-Erkennung erkannt hierzu einzelne bedeutsame Objekte. Die Clusteranalyse identifiziert Gruppen von Objekten, bei denen oft nur eine Stichprobe reicht, sie zu untersuchen, was die Anzahl der zu untersuchenden Datenobjekte deutlich reduziert. Die Regressionsanalyse eliminiert redundante Informationen und reduziert so die Komplexität der Daten. Durch Klassifikation, Assoziationsanalyse und

Regressionsanalyse (zum Teil auch die Clusteranalyse) erhält man zudem abstraktere Modelle der Daten. [10]

2.1.3.2 Data Mining und Big Data

Oft werden die Begriffe Big Data und Data Mining im gleichen Kontext verwendet. Es ist jedoch wichtig, die beiden Begriffe voneinander zu trennen. Big Data befasst sich mit besonders großen Datenmengen, die sich mit den herkömmlichen Methoden und Tools nicht effizient und in vertretbarem zeitlichem Rahmen verarbeiten lassen. Data Mining kommt zwar häufig bei großen Datenmengen zum Einsatz, ist aber nicht auf Big Data beschränkt. Es beschreibt vielmehr den eigentlichen Vorgang der Analyse von Daten in Bezug auf relevante Zusammenhänge und Erkenntnisse und kann auch auf kleiner Datenbasis zur Anwendung kommen. Während Big Data große Datenmengen liefert und die geeignete technische Plattform für eine effiziente Verarbeitung zur Verfügung stellt, kümmert sich das Data Mining um den eigentlichen Vorgang der Gewinnung von Erkenntnissen aus den vorliegenden Daten. Data Mining verwendet hierfür Algorithmen aus der Statistik und Verfahren der künstlichen Intelligenz (KI). Durch die enormen Fortschritte im Bereich der Big-Data-Technologien sowie günstigerer und leistungsfähigerer Hardware für die Nutzung von umfangreichen strukturierten und unstrukturierten Datenmengen können Data Mining und Big Data immer bessere Ergebnisse mit höherer Relevanz liefern. [11]

Data Mining kommt schon heute in vielen Bereichen zum Einsatz und bietet zudem enorme Potenziale für die Zukunft. Aktuell ausgeprägte Anwendung findet Data Mining bei folgenden beispielhaften Bereichen: [12]

- Marketing: Marktanalysen, Customer Relationship Management (CRM)
- Finanz- und Versicherungswesen: Risikoanalysen
- Onlinehandel: Kaufverhaltens-Analysen
- Internet: Suchmaschinen, Werbungsoptimierung

---

[10] M. Ester, J. Sander, 2000.
[11] Big Data Insider, 2018.
[12] C. Kugler, T. Hochrein, M. Bastian, T. Froese, 2014.

- Prozessmanagement: Prozessoptimierung, Entscheidungsunterstützung
- Medizin und Gesundheitswesen: eHealth

2.1.4 Big Data Analytics

Wie ausgangs von Kapitel 2.1.1 erwähnt, stellen Analytics-Methoden Maßnahmen dar, die in großen Datenbergen unterschiedlicher Quellen unbekannte Korrelationen, versteckte Muster und andere nützliche Informationen identifizieren, indem sie die Information filtern, untersuchen, beurteilen und entsprechend einordnen. Die gewonnenen Informationen oder erkannten Muster lassen sich einsetzen, um beispielsweise Unternehmensprozesse zu optimieren.

2.1.4.1 Aufgaben

Big Data Analytics (BDA) lässt sich in folgende wichtige Teilgebiete gliedern:

1. Datenbeschaffung aus verschiedenen Quellen durch Suchabfragen
2. Optimierung und Auswertung der gewonnenen Daten
3. Analyse der Daten und Präsentation der Ergebnisse

Zunächst stellt sich bei der Big Data Analytics die Aufgabe, meist riesige Datenmengen unterschiedlichen Formats aus verschiedenen Quellen zu erfassen. Dabei besteht oft die Schwierigkeit, dass die großen Datenmengen unstrukturiert und in verschiedenen Formaten vorliegen. Da solche Informationen mit herkömmlicher Datenbanksoftware kaum zu erfassen sind, kommen bei Big Data Analytics aufwendige Prozesse zur Extraktion, Erfassung und Transaktion der Daten zum Einsatz. Anschließend erfolgt die Datenanalyse mithilfe spezieller Big Data Software, die statistische Methoden wie z. B. «Predictive Analytics» nutzt. Im letzten Schritt werden die gewonnen Ergebnisse aufbereitet und visualisiert. Big Data Analytics bezieht sämtliche Softwareanwendungen mit ein, die für die geschilderten Prozesse zum Einsatz kommen. [13]

---

[13] A. Gandomi, M. Haider, 2015.

2.1.4.2 Herausforderungen

Damit sich großen Datenmengen erfassen und wie gewünscht auswerten lassen, muss Big Data Analytics mehrere Herausforderungen meistern.

Die wichtigste liegt dabei bei den einzusetzenden Tools, denn die verwendete Software sowohl muss in der Lage sein, viele Suchabfragen zum Teil auch parallel schnell durchzuführen, als auch die unterschiedlichen Datensätze in hoher Geschwindigkeit zu importieren und anschließend zu verarbeiten. In der Regel nutzen Big-Data-Analytics-Anwendungen hierfür parallele Bearbeitungsverfahren. Es existieren für Big Data Analytics quelloffene Software-Frameworks, die spezielle Big-Data-Technologien beherrschen und die Verarbeitung von riesigen Informationsmengen mithilfe von vernetzten Clustersystemen ermöglichen.

Zur weiteren Steigerung der Performance greifen viele solcher Systeme im Gegensatz zu herkömmlichen Datenbankanwendungen bei der Verarbeitung nicht Festplattenspeicher, sondern den schnelleren Arbeitsspeicher zurück. Das sorgt für höhere Zugriffsgeschwindigkeiten und ermöglicht Analysen nahezu in Echtzeit. [14]

2.1.4.3 BDA in Unternehmensprozessen

Big Data Analytics kommt häufig im Bereich Business Intelligence zum Einsatz mit dem Ziel, die aus der Datenanalyse gewonnenen Erkenntnissen zur Optimierung von Unternehmensabläufen zu nutzen und so Vorteile gegenüber Wettbewerbern zu erzielen. Hierfür untersuchen BDA-Anwendungen große Mengen unterschiedlicher dem Unternehmen zur Verfügung stehender Daten nach nützlichen Informationen, versteckten Mustern oder anderen Korrelationen. Solch umfassende Analysen riesiger Datenmengen übersteigen die Fähigkeiten herkömmlicher Programme und Anwendungen aus dem Bereich Business Intelligence. Die durch Big Data Analytics gewonnenen Informationen, Muster und Korrelationen können z. B. in Form von visualisierten Analysen Ergebnisse für die Optimierung verschiedener Geschäftsprozesse liefern. Zudem können Sie für die Unterstützung schwieriger Entscheidungsprozesse herangezogen werden. [15]

---

[14] P. Russom, 2011.
[15] F. Buschbacher, 2016.

Neben Business Intelligence ergeben sich für Big Data Analytics eine ganze Reihe weiterer Anwendungsbereiche. Die Analyse großer Datenmengen lässt sich ähnlich wie Data Mining vielseitig einsetzen, so z. B. in der Verbrechensbekämpfung, im Versicherungswesen für die Risikobewertung und Anpassung von Versicherungsbeiträgen in der Verarbeitung von Wetterdaten, der Auswertung von Bewegungsprofilen oder der Analyse von Webstatistiken. [16]

2.1.5 Big Data im Gesundheitswesen

Eine Studie des Storage Consortiums hat die aktuelle Nutzung von Big Data Anwendung über alle Branchen hinweg untersucht und so auch Prognosen für die weitere Entwicklung aufgestellt. Demzufolge stellt zwar aktuell das Gesundheitswesen unter den von der Studie behandelten Branchen den geringsten Beitrag zur globalen unternehmensgenerierten Datenflut, weist jedoch laut der Untersuchung das größte Wachstumspotenzial hierbei auf. Der Studie zufolge, soll die Healthcare-Branche bis 2025 den Medien- und Unterhaltungssektor überholt und mit dem Finanzwesen gleichgezogen haben. Getrieben wird dieses Wachstum insbesondere durch den rasanten Fortschritt in den Bereichen Big Data Analytics sowie bei bildgebenden Verfahren und dem explosiven Anstieg von Echtzeit-Informationen in der medizinischen Versorgung. [17]

So hat Big Data immer mehr Eingang in den medizinischen Bereich gefunden, der aufgrund der demografischen Entwicklung, des wissenschaftlichen und technologischen Fortschritts zunehmend an Bedeutung gewinnt. Die besondere Bedeutung von Big Data im Gesundheitswesen basiert dabei auf dem Ziel, die traditionelle reaktive Medizin hin zu einer präventiven, personalisierten und ganzheitlichen Gesundheitsversorgung zu entwickeln, was die Erhebung, Verarbeitung, Interpretation und Verarbeitung großer Datenmengen voraussetzt. [18]

Dieses hochaktuelle Thema hat in der Pharmabranche zu einer wahren Goldgräberstimmung geführt, bei der die großen Arzneimittelhersteller um Patientendaten buhlen, welche u. A. aus Krankenakten, Versicherungsstatistiken und

---

[16] Big Data Insider, 2018.
[17] Storage Consortium, 2018.
[18] Wissenschaftlicher Dienst des Deutschen Bundestags, 2013.

Melderegistern stammen. Die dafür nötige Expertise holt sich die Pharmaindustrie dabei nicht selten direkt aus dem Technologie-Sektor. So kündigte beispielsweise der Schweizer Pharmariese Hoffmann La Roche unlängst an, die Software-Schmiede Flatiron Health aus dem Hause Google (respektive dessen Muttergesellschaft Alphabet) für 1,9 Milliarden Dollar komplett zu übernehmen, welche mittels einer Kooperation mit mehreren hundert Krebskliniken Zugang zu Daten von Millionen Patienten hat und so die personalisierten Medizin im Bereich der Onkologie, wo Therapien auf bestimmte Patienten- und Tumorgruppen individuell angepasst werden kann, vorantreiben soll. Doch auch bei anderen Disziplinen wie etwa bei Herz-, Atemwegs- und Autoimmunerkrankungen sieht die Branche großes Potential. Im Wesentlichen sind es vor Allem chronische Erkrankungen, die die Bedeutung von gesundheitsbasierten Big Data besonders in den Fokus rücken. Die hierbei langwierigen klinischen Studien, welche als Beurteilungsmaßstab für die Therapietauglichkeit gelten, werden immer teurer bei begrenzter Auswahl an Studienteilnehmern. Dagegen können digital gesammelte Daten von Millionen Patienten ein sehr exaktes Bild von Therapieerfolgen liefern und das deutlich kostengünstiger. Heute besitzen alle großen Pharmakonzerne Abteilungen, die Statistik-Analysen aus dem „echten Leben" (Real-World-Evidenz, RWE) zur Aufgabe haben, so z. B. Astra Zeneca und Sanofi bei Diabetestherapien sowie Pfizer und Bristol-Myers Squibb bei kardiovaskulären Präventionen. [19]

2.2 eHealth

Auch wenn Big Data im Gesundheitswesen eine sehr große Rolle spielen, darf man diese nicht mit dem Begriff „eHealth" (vom Englischen „electronic Health" abgeleitet) gleichsetzen. Dieser bezeichnet heutzutage einen Sammelbegriff für sämtliche Hilfsmittel und Dienstleistungen unter Zuhilfenahme von Informations- und Kommunikationstechnologien (IKT), die der Versorgung, Prävention, Diagnose, Therapierung, Überwachung, Ausbildung und Verwaltung im Gesundheitswesen dienen. Bis zur Jahrtausendwende wurde mit eHealth noch vorwiegend die Digitalisierung traditioneller Prozesse des öffentlichen Gesundheitswesens bezeichnet (z. B. elektronische Gesundheitsakten, elektronisch gestütztes Krankheitsmanagement,

---

[19] Frankfurter allgemeine Zeitung, 2018.

uvw.), während andere IKT-gestützte medizinische Prozesse parallel zu eHealth geführt wurden (z. B. Gesundheitsinformationsnetzwerke, Telemedizin, uvw.). Aufgrund der immer engeren Wechselwirkungen unter den einzelnen Disziplinen sowie einer stetig wachsenden Anzahl weiterer IKT-gestützter Anwendungen des Gesundheitswesens wurde eine allgemeinere Fassung der eHealth-Definition notwendig. In dieses Spektrum fällt eine Vielzahl von (tele)medizinischen Applikationen, Diensten und Produkten, die von der Verschmelzung der traditionell separaten Disziplinen Medizin, IT und Gesundheitsmanagement zeugen und einen Multimilliarden-USD-Markt mit massivem Wachstum repräsentieren. [20, 21]

2.3 Wechselwirkungen

Zur erfolg- und umfangreichen Umsetzung von eHealth erscheint die Notwendigkeit der Nutzung von Big Data augenscheinlich. Entlang der gesamten Aufteilung von eHealth, aber besonders im Kernbereich der Telemedizin fallen große Datenmengen an. Dabei dienen eHealth-Anwendungen oftmals sowohl als Basis für Big Data, da diese die Datenerhebung vereinfachen, als auch als Ziel der aus Big-Data-Analysen aggregierten Informationen, welche ihrerseits wiederum eine relevante Grundlage für eHealth-Anwendungen bilden. Diese verbindende Eigenschaft erwähnt daher eHealth oft in Begleitung von mit Big Data und macht den Umgang mit großen Datenmengen zu einer dessen wichtigsten Herausforderungen. [22]

---

[20] U. Wirth, 2010.
[21] A. Allen, 1999.
[22] Startegy& / PWC, 2016.

3 Strukturelle Grundlagen von eHealth

Im vorliegenden Kapitel werden die angedachte und gegenwärtig umgesetzte Auslegungen von eHealth aus vielfältigen Blickwinkeln erleuchtet und charakterisiert.

3.1 Strukturierung

Der Begriff eHealth weist sowohl ein großes Definitions- als auch Anwendungsspektrum auf verbunden mit einem großen Auslegungs- und Betrachtungshorizont. Zur strukturellen Aufteilung sowie einer einheitlichen Definition der betroffenen Teildisziplinen wird daher der Oberbegriff „eHealth" die seine Unterkategorien aufgebrochen und diese eingehend betrachtet.

3.1.1 mHealth

Aus der allgemeinen Begrifflichkeit des eHealth heraus hat sich in den letzten Jahren der Teilbereich besonders stark entwickelt, der auf der Nutzung von mobilen Geräten (wie z. B. Smartphones, Tablets oder Wearables) zur Unterstützung von Verfahren und Maßnahmen im Gesundheitswesen beruht und als mHealth (vom Englischen „mobile Health" abgeleitet) bezeichnet wird. Besonders verbreitet ist die Nutzung von Apps auf Smartphones, wodurch eine große Menge an gesundheitsbezogenen Daten erfasst und verarbeitet werden, ohne dass es einer initiativen oder invasiven Mitwirkung des betroffenen Patienten bedarf. Hierbei generieren verbaute Sensoren sowie Applikationen aus dem Gesundheits- und Lifestyle-Bereich in Echtzeit RWE-Daten von Vitalparametern (wie z. B. Schrittzahl, Herzfrequenz, Blutdruck, Körpertemperatur, Blutzucker), welche zur Unterstützung gesundheitlicher Maßnahmen genutzt werden. Es kommen aber auch Kommunikations- und Motivationsanwendungen zum Einsatz, die an gesundheitsrelevante Aktionen erinnern sollen (z. B. körperliche Betätigung, Durchführung von Messungen, Medikamenteneinnahme), was bei neurodegenerativen Erkrankungen (wie z. B. Demenz, Alzheimer, Parkinson) einen zusätzlichen und sehr wertvollen Mehrwert liefern kann. [23]

---

[23] D. Malvey, D. J. Slovensky, 2014.

Die steigende Bedeutung von mHealth basiert auf dem technologischen Siegeszug mobiler Endgeräte und dazugehörender Erweiterungen im Bereich der Hard- (Wearables) und Software (Apps). Gestützt wurde diese Entwicklung auch durch ein zunehmendes Gesundheitsbewusstsein weiter Teile der Bevölkerung. Hierbei betroffen sind nicht ausschließlich gesundheitlich betroffene Patienten, sondern auch gesunde Konsumenten, die mobile Anwendungen zu Präventions-, Wellness- und Lifestyle-Zwecken nutzen. [24]

3.1.2 tHealth

Innerhalb mHealth ist zur vollumfänglichen Entfaltung des Nutzens der Informationsaustausch zwischen unterschiedlichen Systemen notwendig. Die Technik der Kommunikation datenverarbeitender Systeme (v. A. über größere Entfernungen hinweg) ohne direkte Verbindung wird Telematik (Zusammensetzung aus Telekommunikation und Informatik) genannt.

Anwendungen im Bereich des Gesundheitswesens werden auch unter dem Begriff tHealth (vom Englischen „telematic Health" oder „tele-Health" abgeleitet) zusammengefasst. Hierbei werden sämtliche mHealth-Applikationen vereint, die sich telekommunikativ mit mindestens einem weiteren Informationssystem austauschen. Auch wenn die direkten medizinischen Anwendungen den größten und wichtigsten Teil innerhalb tHealth einnehmen, so kommen hier auch periphere Anwendungen (z. B. eRezept) und Bereiche (z. B. Verwaltung) zum Tragen, die sich nicht mit dem direkten Patientenkontakt befassen. [25]

3.1.3 Telemedizin

Die Telemedizin ist ein Teilbereich innerhalb von tHealth und fasst die konkret am Patienten ausgeübten medizinischen Dienstleistungen mittels Gesundheitstelematik zusammen. Dabei wird zwischen Patient und dem medizinischen Dienstleister (Arzt, Therapeut, Apotheker, Praxis, Klinik) eine räumliche sowie oftmals auch zeitliche Distanz überbrückt. Verbreitet Beispiele sind dabei telemedizinische ärztliche Leistungen wie Telediagnostik, Teleanamnese und Telekonsultation, bei denen

---

[24] A. T. Kearney, 2013.
[25] E.-H. W. Kluge, 2011.

Ärzte mit den Patienten oder weiteren Leistungserbringern in Kontakt treten und über die Diagnose oder Therapie unter Nutzung von IKT beraten. Einzelanwendungen existieren z. B. in der radiologischen Befundung durch Fachärzte.[26]
Auch im therapeutischen Bereich kommt Telemedizin immer häufiger zum Einsatz. Neben den rein kommunikativen Anwendungen (z. B. Teletherapie, Telerehabilitation) können auch mechanische und motorische Systeme (v. A. Robotik) eingebunden werden und so neuartige Disziplinen wie z. B. Teleorthopädie oder Telechirurgie realisiert werden. Die weitaus größte Anwendung findet die Telemedizin allerdings im Telemonitoring. Hierunter versteht sich im Wesentlichen die Fernüberwachung von Patienten mit chronischen Beschwerden.[27]

3.1.4 Übersicht

Die folgende Übersicht zeigt die Einordnung der einzelnen eHealth-Disziplinen sowie der IKT-gestützten Anwendungen im Gesundheitswesen.

---

[26] C. Link, 2007.
[27] P. Plugmann, 2011.

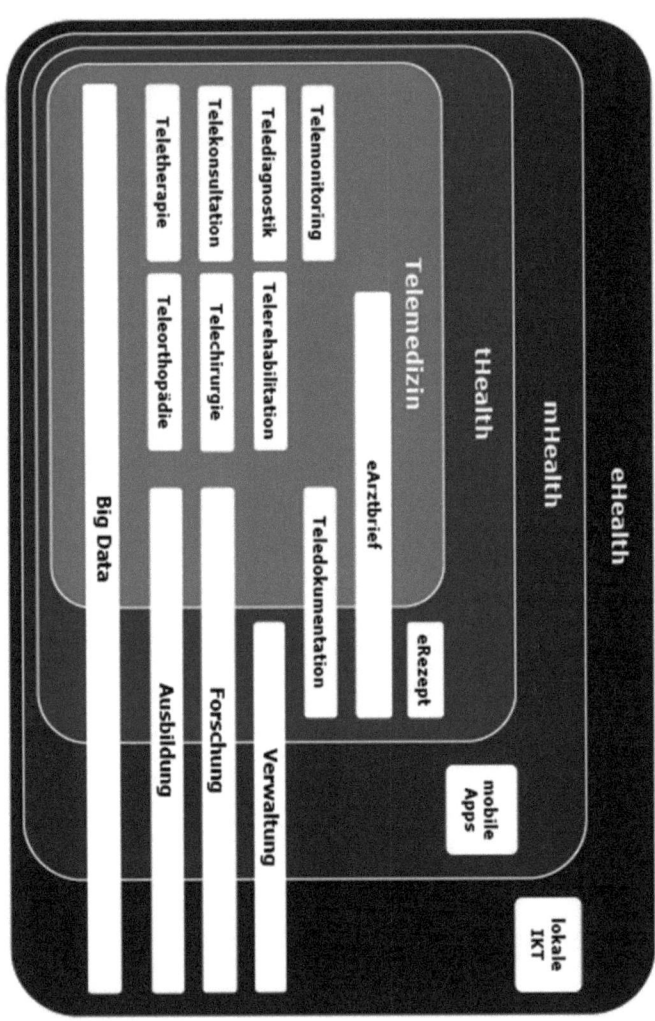

Abbildung 2: Abgrenzung der digitalen Anwendungsfelder innerhalb des Gesundheitswesens. [28]

---

[28] F. Leppert, W. Greiner, 2015.

3.2 Ziele

Grundsätzlich hat eHealth ebenso wie alle anderen unterstützenden Systeme und Anwendungen des Gesundheitswesens die Aufgabe, einen wesentlichen Beitrag zur Erreichung der generellen Ziele des Gesundheitssystems leisten. Diese sind: [29, 30]

- Leistungsfähigkeit: schnelle und wirksame Behandlung
- Bedarfsgerechtigkeit: interessenfreie Behandlung und Transparenz
- Finanzierbarkeit: marktgerechte Preisbildung
- Chancengleichheit: gleichberechtigter Zugang der Leistungsempfänger zu Gesundheitsleistungen
- Wirtschaftlichkeit: ausgewogenes Verhältnis zwischen Kosten und Nutzen

Die wichtigsten Ziele des Beitrags von eHealth im Speziellen sind dabei: [31, 32, 33, 34]

- Transparenz: Die Bereitstellung laienverständlicher Informationen bezüglich medizinischer (z. B. Diagnose- und Behandlungsmöglichkeiten) aber auch administrativer Belange (z. B. Versicherungsschutz, Abrechnungsmodelle), sollen die Prozesse innerhalb des Gesundheitswesens für die betroffenen Patienten leichter verständlich werden
- Patientenverantwortung: Durch das bessere Verständnis gesundheitsrelevanter Prozesse sowie den Zugriff auf eine Vielfalt an Informationen soll der Patient vermehrt in die Entscheidungsfindung einbezogen werden und mehr Mitsprache und Verantwortung hinsichtlich der eigenen medizinischen Versorgung übernehmen [35]
- Patientensicherheit: Die verbesserte Informationslage (v. A. hinsichtlich Umfang, Vielfalt, Struktur und Verfügbarkeit) hilft, Nebenwirkungen, Fehler in der

---

[29] N. Ellen, M. McKee, S. Wait, 2005.
[30] World Health Organization, 2000.
[31] P. Haas, 2006.
[32] R. Fitterer, T. Mettler, P. Rohner, 2009.
[33] G. Eysenbach, 2001.
[34] A. Hein, W. Thoben, H.-J. Appelrath, 2007.
[35] M. Schmid, J. Wang, 2003.

Diagnose, in der Behandlung und in der Medikation zu vermeiden und so die Gefahr für den Patienten zu minimieren

- Gerechtigkeit: Gesundheitsleistungen sollen unabhängig von Ort und gesundheitlichem Zustand (beispielsweise auch für Personen mit Behinderungen) allen und jederzeit zugänglich sein.
- Wissensmanagement: Eine gesteigerte Informationszugänglichkeit, die Möglichkeit, sich über medizinische Erfahrungen (z. B. Therapieergebnisse, Nebenwirkungen) zielgerichtet und zeitnah auszutauschen sowie der vermehrte Einsatz neuer technologischer Möglichkeiten in der Ausbildung medizinischer Berufe sollen die Leistungserbringung ganzheitlich verbessern
- Qualität und Effizienz: Durch die Gestaltung neuer und die Verbesserung bestehender Gesundheitsleistungen, aber auch durch das verbesserte Wissensmanagement sollen sowohl die Qualität als auch die Effizienz der Leistungserbringung erhöht werden

3.3 Stakeholder

Im modernen Gesundheitswesen sind heutzutage zahlreiche Akteursgruppen beteiligt. Dies spiegelt sich insbesondere bei eHealth wieder, wo zahlreiche Interessensvertreter ganz individuelle Zielsetzungen verfolgen. Als Akteur wird in diesem Zusammenhang ein Individuum oder eine Institution verstanden, welche in der Bereitstellung und/oder Nutzung eines eHealth-Services involviert ist. Im vorliegenden Abschnitt werden diese Akteure in Gruppen zusammengefasst, vorgestellt und deren Interaktionen untereinander erläutert.

3.3.1 Leistungsempfänger

Unter den eHealth-Empfängern verstehen sich Verbraucher und Adressaten der angebotenen Leistungen. Hierbei nehmen sie sowohl eine aktive (z. B. als Datenlieferant) als auch eine passive (z. B. Informationskonsument) Rolle ein. Im Vergleich zum traditionellen Gesundheitswesen obliegt dieser Gruppe aber auch zusätzlich noch die Hoheit über die eigenen Gesundheitsdaten.

Typische Beispiele dieser Kategorie sind Patienten, aber auch gesundheitsorientierte Vertreter der Bevölkerung ohne aktuelle gesundheitliche Beschwerden. Ihr Interesse an eHealth beruht im Wesentlichen darauf, die bestmögliche Gesundheitsversorgung zu bekommen. Dabei ist es ihnen aber äußerst wichtig, dass die hierfür notwendigen, durch sie zur Verfügung gestellten persönlichen Daten entsprechend geschützt sind und nicht in falsche Hände geraten. Daher genießt aus ihrer Sicht der Datenschutz oberste Priorität.

3.3.2 Leistungserbringer

Die Interessengruppe der Leistungserbringer umfasst sämtliche professionelle Dienstleister im Gesundheitswesen und ist primär für die Versorgung der Leistungsempfänger zuständig. Im Zusammenhang mit eHealth nehmen sie die zentrale Rolle als Nutzer, aber auch die der Bereitsteller von Informationen wahr. Die Datennutzung erfolgt dabei ausschließlich bei Autorisierung seitens der zu versorgenden Leistungsempfänger.

Im Vergleich mit dem klassischen Gesundheitswesen stellt diese Akteursgruppe die am meisten betroffene dar. Ferner ist diese auch die vielfältigste und größte und umfasst sämtliche Erbringer von Heilleistungen wie z. B. (Zahn-)Ärzte, Apotheker, Praxen, Kliniken, Krankenhäuser, Therapeuten, Pflegekräfte, sowie Erbringer Hilfsmittelleistungen wie z. B. Physiotherapeuten, Ergotherapeuten, Logopäden, Orthopädietechniker, Hebammen, Krankenpfleger, Pflegehilfen, Versorgungsassistenten, Rettungsdienste und Krankentransportunternehmen. [36]

Entsprechend zahlreich sind auch deren jeweilige Interessen im Zusammenhang mit eHealth gelagert. Zum einen steht der Zugang zu einer größeren Datenbasis als Grundlage der fehlerfreien und maßgeschneiderten Diagnosen und der Therapien im Vordergrund. Ferner lassen sich einerseits Marker quantifizieren und der Therapieerfolg neutraler, standardisierter und personenunabhängiger verfolgen. Zudem sinkt durch eine geschickte Vernetzung der Teildisziplinen und Applikationen der Gesamtaufwand auf ein Minimum, da zahlreiche Informationen nur noch einmalig erhoben und verarbeitet werden müssen und so redundante Aktivitäten entfallen, welche im klassischen Gesundheitswesen sowie bei Insellösungen oftmals anfallen. So könnte im diagnostischen und therapeutischen Bereich ein großer Mehraufwand entfallen (z. B. durch Wegfall zahlreicher klinischer Laboruntersuchungen oder bildgebender Untersuchungen wie Röntgen, MRT oder CT), aber

---

[36] Startegy& / PWC, 2017.

auch administrative Aufgaben reduziert werden (z. B. automatisierte und verknüpfte Datenübernahme in eArztbrief und eAkte).

Die Leistungserbringer stellen die Gruppe mit den größten Veränderungen sowie der weitreichendsten Einflüsse bei der Implementierung von eHealth dar. Auch wenn es mittel- und besonders langfristig zahlreiche Vorteile bereithält, so sind doch die initialen Aufwände und Umstellungen für keine andere Interessensgruppe so groß wie für die der Leistungserbringer.

3.3.3 Kostenträger

In der Gruppe der Kostenträger sind sämtliche Finanzierungsträger des Gesundheitsmarktes einschließlich der entsprechenden Verbände zusammengefasst. Hierunter fallen neben den gesetzlichen und privaten Krankenversicherungen auch Berufsgenossenschaften, Unfallkassen, Beihilfeverbände und Rententräger.

Aus ihrer Funktion im Gesundheitswesen lassen sich auch die wesentlichen Ziele dieser Stakeholder in Bezug auf eHealth ableiten. Diese liegen folgerichtig im Wesentlichen bei finanziellen Gesichtspunkten. Ein erstes Interesse dient dabei dem Zugewinn und Erhalt der Kundenbasis. Hierbei dienen oftmals vor Allem mobile Apps und zielgruppengerechte digitale Gesundheits- und Lifestyle-Angebote der Kundengewinnung und -bindung von überwiegend jungen und gesundheitsorientierten Menschen. Darüber hinaus sollen aber auch dadurch die Kosten im Gesundheitssystem reduziert werden, welche ja direkt zu Lasten der Kostenträger gehen. Ein Ansatz hierfür liegt bei präventiven Maßnahmen, welche die Senkung gesundheitlicher Folgekosten bewirken sollen. Hierbei liegt der Fokus auf der Optimierung des Selbstmanagements der Leistungsbezieher und einer Verbesserung deren gesundheitsbewussten Verhaltens, was ebenfalls über die überwiegend mobilen digitalen Gesundheits- und Lifestyle-Anwendungen ermöglicht werden soll. Im Einzelnen stehen dabei die Gesundheitsförderung, Prävention und die Adhärenz im Vordergrund, um somit eine langfristige Kostenreduktion in der Versorgung zu gewährleisten. Die Förderung seitens Kostenträger geht dabei oftmals so weit, dass eine teilweise oder gar gänzliche Kostenerstattung solcher Hilfsmittel (z. B. Gesundheits-Apps) bei Nutzung von eHealth-Diensten ermöglicht wird.

Ferner verspricht sich die Gruppe der Kostenträger aber auch eine direkte Senkung unmittelbarer gesundheitlicher Aufwendungen. Durch die Vernetzung und Verfügbarkeit sämtlicher Patientendaten sollen Diagnosen präziser gestellt, Therapien und Medikationen wirkungsvoller gewählt und redundanter Untersuchungen vermieden werden, was sich neben den besseren medizinischen Leistungen auch positiv auf die Kostenbasis auswirkt. Neben den direkten Kosten des Gesundheitsmarkts sollen durch eHealth aber auch periphere Kostenfaktoren gemindert werden. So lassen sich z. B. die Organisations- und Verwaltungskosten durch die Nutzung von eHealth-Anwendungen reduzieren. Die Nutzung von elektronischen Arztbriefen (eArztbrief) wird bereits direkt finanziell gefördert, elektronische Patientenakten (ePA), elektronische Rezepte (eRezept) oder Videosprechstunden sollen den administrativen Aufwand und somit Kosten weiter minimieren.

Aber auch die Gewinnung und Verarbeitung gesundheitsbezogener Big Data ist sehr stark im Interesse der Kostenträger. Mit Hilfe der erhobenen Daten lassen sich risikoadäquate Prämien kalkulieren und anpassen. Im Extremfall kann die Datenbasis dazu genutzt werden, um über die Annahme oder Abweisung von Kunden zu entscheiden. Auch die Deckung von Kosten könnte bei datenbelegtem Fehlverhalten oder einem gesundheitsunbewussten Lebensstil verwehrt werden. Dem entgegen kann wiederum gesundheitsbewusstes Verhalten und eine gesunde Lebensführung im Rahmen von Gratifikationen belohnt werden. Hierzu könnten ebenfalls eHealth-Daten hinzugezogen werden. [37]

3.3.4 Privatwirtschaft

Unter den Interessensvertretern der Privatwirtschaft werden sämtliche Hersteller und Anbieter gesundheitsbezogener Dienstleistungen und Produkte zusammengefasst. Diese sorgen für das Angebot des Gesundheitsmarktes, welcher durch die Nachfrage aller anderen Stakeholder geschaffen wird. Typische Vertreter sind in den Industriezweigen Pharmazie, Biotechnologie, Medizintechnik, medizinische Hilfs- und Heilmittel sowie – besonders im Zusammenhang mit eHealth – Informationstechnologie beheimatet.

Diese Versorger des Gesundheitsmarktes entwickeln proaktiv, trendorientiert oder anlassbezogen Produkte und bringen diese auf den Markt, um letztlich die Leistungsempfänger bestmöglich zu versorgen. Dabei stehen sie unter dem Druck, die Nachfragenden zielorientiert (möglichst bald, möglichst kostengünstig und möglichst hohe Qualität) mit dem entsprechenden Produkt zu versorgen, was sie zum agilster Akteur im Gesundheitsmarkt macht. Ferner ist die Gesundheitsbranche

---

[37] U.-V. Albrecht, 2016.

aufgrund des direkten Einflusses auf das Wohl der Leistungsempfänger sehr stark reguliert, wodurch die Bedeutung der Markteintrittsbarrieren zunimmt. Darüber hinaus sorgen die schnellen Fortschritte bei Forschung und Entwicklung dafür, dass innovative Produkte immer kurzlebiger werden, welche vom zeitlimitierten Patent- und Produktschutz stärker profitieren und somit die Gefahr von Substituten an Bedeutung verliert. All das sorgt dafür, dass es neue Anbieter sehr schwer haben, den etablierten Akteuren entgegen zu treten. Allerdings können dadurch auch relativ hohe Preise aufgerufen und hohe Gewinnmargen erzielt werden, was diesen profitversprechenden Markt immer größer, bedeutender und dadurch auch zunehmend stärker umkämpft macht. Besonders an der Informationstechnologie, welche sich ohnehin zu den agilsten und innovativsten Branchen zählt, ist diese Entwicklung nicht vorübergegangen, so dass unter anderem deren einflussreichste und namhafteste Vertreter wie Amazon, Apple, Facebook, Samsung und insbesondere Google (bzw. dessen Dachkonzern Alphabet) mit massiven Investitionen in den Markt drängen. Besonders Alphabet hat sich durch eigene Innovationen (v. A. mittels des eigenen Forschungs- und Entwicklungsunternehmens Verily – ehemals Google Life Sciences), Übernahmen (z. B. Calico – Erforschung altersbedingter Erkrankungen) und Investitionen (z. B. Allector – Alzheimer-Immuntherapien) bei vielversprechenden Start-ups sowie durch vielfältigste periphere Dienstleistungen für namhafte Branchenvertreter (z. B. Novartis, Roche, Sanofi) einen Namen innerhalb des Gesundheitsmarktes gemacht.[38]

Neben der reinen Nachfragebefriedigung und den damit einhergehenden profitorientierten Interessen geht es den vorliegenden Vertretern auch darum, selbst einen Zugang zu den Daten der Leistungsempfänger zu bekommen. Aus diesen kann durch geschickte Auswertung und Nutzung wiederum ein sehr profitabler Gewinn gezogen werden. Neben unmittelbaren Optionen der direkten Veräußerung von Daten oder deren Nutzung zu Werbezwecken können diese Informationen als Bedeutender Rohstoff in der Marktforschung – etwa zur Ermittlung oder auch Prognose der Nachfrage – genutzt werden. Auch eigene Forschungs- und Entwicklungsprojekte können mithilfe einer großen Datenbasis initiiert und vorangetrieben werden und somit als Grundlage eigener Innovationen dienen. Besonders die

---

[38] G. Gigerenzer, K. Schlegel-Matthies, G. G. Wagner, 2016.

Unternehmen auf der IT-Branche haben ja naturgemäß großes Wissen und viel Erfahrung im Umgang mit Big Data und wissen um deren Wert und Potentiale. Auch diese Expertise wird profitorientiert angeboten. Die Datenauswertung und -aufarbeitung nach Kundenwünschen wird dabei neben dem direkten Leistungslohn auch dazu genutzt, einen weiteren Zugang zu Daten zu bekommen sowie eine Kundenbindung durch Kompetenzabhängigkeit aufzubauen.

3.3.5 Controller

Zur Schaffung eines regulatorischen Korsetts und zur Überwachung der Einhaltung dieser Vorgaben kommt die Gruppe der Controller ins Spiel. Diese vereint die Gesamtheit der legislativen und exekutiven Rahmengeber im Gesundheitswesen und umfasst Vertreter aus Staat, Politik und Verwaltung, im Einzelnen repräsentiert durch die Organe der Ministerien, Ausschüsse, Gesundheitsfonds sowie Behörden. Letztere bilden dabei die exekutive Vertretung ab, alle anderen Genannten sind der Legislative zuzuordnen, welche sich der Gestaltung von Gesetzen und Normen verschrieben hat. Die Behörden sind dann für die Verwaltung und Überwachung der Einhaltung und Umsetzung der legislativen Vorgaben verantwortlich. Unter dieser „Polizei des Gesundheitswesens" stellen dabei die FDA (Food and Drug Administration – US-amerikanische Behörde für Lebens- und Arzneimittel) und dessen europäischen Pendant EMA (European Medicines Agency – Europäische Arzneimittel-Agentur) die prominentesten Vertreter.[39]

Das Ziel dieser Stakeholder-Gruppe im Zusammenhang mit eHealth liegt in der Verbesserung der öffentlichen Gesundheit mit dem obersten Interesse des uneingeschränkten Patientenwohls. Neben der Vorgabe und Überwachung von Regelwerken wirken die Controller aber auch unterstützend bei Innovationen im Gesundheitswesen mit. So helfen Sie, die aus der Privatwirtschaft stammenden innovativen Produkte zu beschleunigen (z. B. verkürzte Zulassungsverfahren, um bis dato unbehandelte Krankheiten besser therapieren zu können), ohne aber dabei Einbußen hinsichtlich der Effektivität zu akzeptieren, welche nachgewiesen werden muss. Zudem sind sie auch dafür verantwortlich, diese Innovationen der breiten Masse zugänglich machen zu können und die Preise auf einem

---

[39] C. D. Furberg, A. A. Levin, P. A. Gross, 2006.

erschwinglichen Niveau zu halten. Über allem steht aber deren Verantwortung, die Sicherheit zu gewährleisten und die Leistungsbezieher von sämtlichen Risiken zu schützen. Neben gesundheitlichen Gefahren gilt dies bei eHealth und Big Data ganz besonders im Umgang mit Daten. Zum Einen geht es hierbei um die Vertrauenswürdigkeit und Belastbarkeit der Daten (Datenintegrität) als auch den gewissenhaften Umgang mit persönlichen Informationen und deren Zugänglichkeit an Dritte (Datenschutz). [40]

3.3.6 Forschung und Bildung

In die Gruppe dieser Interessensvertreter fallen die Fachexperten, Sachverständige, Gutachter, Forscher, Entwickler und Innovatoren von eHealth. Verkörpert werden diese durch Lehrinstitutionen (z. B. Universitäten, Universitäts-Kliniken, Hochschulen, Akademien) und allgemeine sowie spezialisierte Forschungseinrichtungen (z. B. Max-Planck-Institut, Frauenhofer-Institut, Helmholtz-Forschungszentren). Dabei verfolgen öffentlich verwaltete Institutionen eher die Grundlagenforschung mit einem theoretischen oder perspektivischen Planungshorizont, während sich private Einrichtungen eher den profitorientierten und anwendungsnahen Untersuchungsgebieten zuwenden. In dieser Stakeholder-Gruppe ist die fachliche Expertise des Themengebietes (sowohl ganzheitlich als auch Subdisziplinen) konzentriert, welches zur Entwicklung neuer und Weiterentwicklung bestehender Produkte aber auch als Entscheidungsgrundlage zur Beurteilung fachspezifischer Fragestellungen herangezogen wird.

Hinsichtlich eHealth haben diese Stakeholder ein großes Interesse an einem Zugang zu Daten. Eine möglichst große Datenbasis kann der Generierung neuer Erkenntnisse und Forschungsergebnisse äußerst dienlich sein. Ergebnisse können anhand vieler Daten sehr viel präziser und zufallsfreier ausgewertet und Prognosen sehr viel zuverlässiger aufgestellt werden. Dabei ist das Interesse an Big Data aus dem Gesundheitswesen keineswegs auf bestimmte Nischen beschränkt, sondern umspannt das gesamte Spektrum. Diese großen Datenmengen müssen auch nicht zwingend strukturiert vorliegen, es ist gar im Interesse, diese Daten so „roh" wie möglich zu erhalten, um Änderungen und Verfälschungen auszuschließen und

---

[40] C. Bauer, F. Eickmeier, M. Eckard, 2018.

eigene Auswertungen nach individuellen Kriterien vorzunehmen. Die Validität der Daten spielt hierbei die übergeordnete Rolle.

3.3.7 Wechselwirkungen

Die aufgeführten Akteursgruppen haben wie zuvor erwähnt ihre eigenen, individuellen Zielsetzungen hinsichtlich eHealth und den Umgang mit gesundheitsbezogenen Daten. Zu deren Erreichung agieren sie allerdings nicht isoliert, sondern treten mit den jeweils anderen Teilnehmern in Wechselwirkung. Diese Interaktionen sind äußerst vielfältiger Natur, Intensität und Komplexität.

In diesem Kapitel werden die wesentlichsten Beziehungen zwischen den zuvor genannten Stakeholder-Gruppen bei Integration von eHealth vorgestellt. Die nachfolgende Abbildung visualisiert dabei die Interaktionen der „Leistungsempfänger", „Leistungserbringer", „Kostenträger" und „Privatwirtschaft". Die Relevanz der Gruppen „Controller" und „Forschung und Bildung" wird im Folgenden gesondert betrachtet.

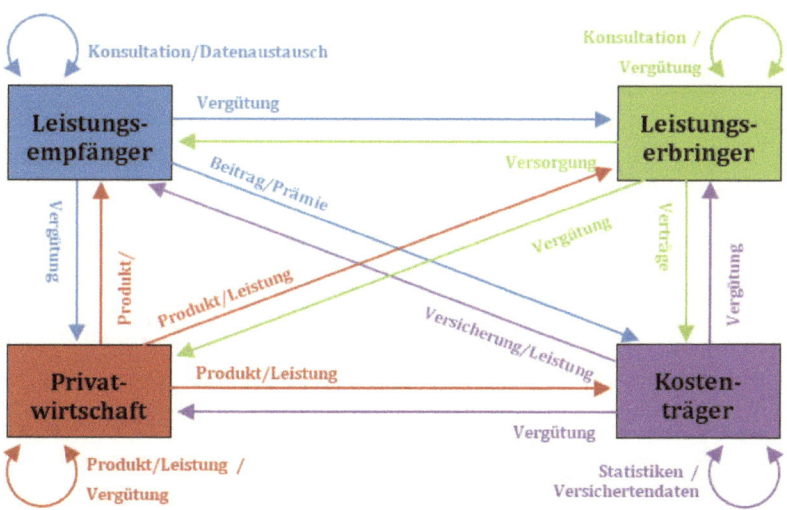

Abbildung 3: Interaktionsbeziehungen von Akteuren bei eHealth. [41]

---

[41] F. Fischer, A. Krämer, 2016.

3.3.7.1 Leistungsempfänger / Leistungsempfänger

Die direkte Interaktion von Leistungsempfängern untereinander im Kontext von eHealth beinhaltet meist den Transfer oder die Einbringung von persönlichen Daten zur Kommunikation von Informationen über Krankheits- und Therapieverläufe (sog. „patient advocacy"). Hierzu werden oft mobile Endgeräte sowie Portale und Foren eingesetzt (Interaktion zwischen Leistungsempfängern untereinander im Sinne des Daten-Modells).

Exemplarische Anwendungen: digitale Selbsthilfegruppen, Patientenforen

3.3.7.2 Leistungsempfänger / Privatwirtschaft

Die Privatwirtschaft fungiert in der Interaktion mit Patienten als Versorger mit gesundheitsrelevanten Produkten und Dienstleistungen. Hinsichtlich eHealth nimmt die Privatwirtschaft die Rolle des Herstellers und Anbieters von Anwendungen sowie von Heil- und Hilfsmitteln. Der Fokus liegt überwiegend auf Applikationen im Bereich Prävention und Telemonitoring, insbesondere zur Erfassung, Verarbeitung und Visualisierung physiologischer und nichtphysiologischer Daten.

In vielen Fällen finden Interaktionen im Zusammenhang mit „patient advocacy" (siehe zuvor) auf privatwirtschaftlich betriebenen Portalen statt. Insofern interagieren die Leistungsempfänger über die Schaltstelle der Privatwirtschaft miteinander (Interaktion zwischen Leistungsempfängern und der Privatwirtschaft im Sinne des Services-Modells).

Exemplarische Anwendungen: Fitness-Apps, Schrittzähler, Blutzuckermessgerät

3.3.7.3 Leistungsempfänger / Kostenträger

Die wichtigste Anwendung von eHealth beim Zusammenspiel von Leistungsempfängern und Kostenträgern ist in administrativen Anwendungen zu finden (z. B. Abrechnung, Genehmigung und Terminvereinbarung). Allerdings setzen die Kostenträger eHealth häufig auch dazu ein, Anwendungen zur Prävention, zu Bonusprogrammen für gesundheitsbewusstes Verhalten und Versorgungssteuerung zur Verfügung zu stellen.

Exemplarische Anwendungen: KK-Bonusprogramme, Fitnessstudiozuschüsse

3.3.7.4 Leistungsempfänger / Leistungserbringer

In der Beziehung zwischen Leistungserbringer und -empfänger fokussiert sich die Anwendung von eHealth auf die IKT-gestützte Versorgung des Patienten mit medizinischen Leistungen, hauptsächlich im Anwendungsfeld der Telemedizin. Hierbei spielen die Anwendungsarten Teletherapie, Telereha und vor Allem Telemonitoring üblicherweise die wichtigste Rolle.

Exemplarische Anwendungen: Skype-Sprechstunde, eRezept

3.3.7.5 Leistungserbringer / Leistungserbringer

Die Interaktion zwischen Leistungserbringern untereinander umfasst den gegenseitigen Austausch von Daten zu fachspezifischen Diagnosen, patientenindividuellen Behandlungen und diagnostischen Leistungen.

Exemplarische Anwendungen: eArztbrief, Telekonsil, elektronischer Laborbefund

3.3.7.6 Leistungserbringer / Privatwirtschaft

Die Beziehung zwischen der Privatwirtschaft und den Leistungserbringern im Zusammenhang mit eHealth ist im Wesentlichen durch das Angebot und die Wartung von Hard- und Software in den Bereichen Medizintechnik und Pharmazie charakterisiert. Ferner führt die Integration auch zu einem initialen Bezug zahlreicher Applikationen im Bereich der Infrastruktur und Verwaltung der Leistungserbringer.

Exemplarische Anwendungen: Verwaltungssoftware, Inter- und Intranetanbindung

3.3.7.7 Leistungserbringer / Kostenträger

Das Hauptaugenmerk eHealth-gestützter Interaktionen zwischen Leistungserbringern und Kostenträgern liegt primär auf den Bereichen Abrechnung und Administration erbrachter Versorgungsleistungen.

Exemplarische Anwendungen: eAbrechnung, Fakturierung

3.3.7.8 Privatwirtschaft / Privatwirtschaft

Die Zusammenarbeit innerhalb der Akteursgruppe der Privatwirtschaft ist dadurch geprägt, Expertisen unterschiedlicher Fachdisziplinen zu einem Produkt oder einer Leistung zu vereinen. Häufig ist so etwas hinsichtlich eHealth sind bei Kollaborationen traditionellen Gesundheitsversorgern (z. B. Pharmaunternehmen wie Roche, Novartis, Pfizer) mit IKT-Spezialisten (z. B. Technologie-Riesen Google, Apple, Amazon, Samsung, Alibaba) zu finden. Dabei werden entweder die entsprechenden Expertisen „eingekauft" oder in partnerschaftlichen Kooperationen vereint. [42]

Exemplarische Anwendungen: Galvani Bioelectronics (Joint Venture von Google und Glaxo-Smithkline), Calico (Kooperation von Google und Abbvie), Alibaba Health (Kooperation von Alibaba und Merck)

3.3.7.9 Privatwirtschaft / Kostenträger

In der Wechselbeziehung zwischen Kostenträgern und Privatwirtschaft liegt der Fokus auf der Verhandlung, dem Abschluss und der Umsetzung von Arrangements zu Versorgungslösungen (inkl. Heil- und Hilfsmittel) und zur Kostensenkungen. Ferner werden seitens der Kostenträger zunehmend Prozesse und Dienstleistungspakete an externe Serviceanbieter aus der Privatwirtschaft ausgelagert. Am häufigsten zeigt sich dies im Outsourcing von Verwaltungsprozessen sowie dem Vertrieb, der Pflege und der Wartung von IKT-Produkten und Dienstleistungen. Neben der punktuellen Verfügbarkeit von speziellem Know-How und Equipment hat dies insbesondere große Vorteile im Hinblick auf die Flexibilität und Skalierbarkeit der geleasten Leistungen.

Exemplarische Anwendungen: Rabattverträge, Selektivverträge, Serviceverträge

3.3.7.10 Kostenträger / Kostenträger

Die Wechselwirkung der Krankenkassen unter sich findet aufgrund der kompetitiven Beziehung zueinander nur in sehr begrenztem Umfang statt. Allerdings kooperieren einige Vertreter in gemeinsamen Vorsorgeprogrammen miteinander und mit Einverständnis des Leistungsempfängers können gewisse Daten im Zuge eines Wechsels transferiert werden, die sich auf die Kosten und Leistungen auswirken könnten (z. B. Präventionserfolge, Impfungen). Im Zuge der Einführung der neuen Gesundheitsakte haben sämtliche Krankenkassen (GKV und PKV) bereits intensiv zusammengearbeitet. [43]

---

[42] Frankfurter Allgemeine Zeitung, 2018.
[43] Ärzte Zeitung, 2018.

Subgruppen der Kostenträger, welche in keinem Wettbewerb zueinanderstehen, haben hingegen einen häufigeren Austausch miteinander. So werden gesundheitsrelevante unpersonifizierte Statistiken geteilt, um eine größere und komplementärere Datenbasis zu erhalten (z. B. Krankenkassen und Berufsgenossenschaften). Ferner ist ein enger Datenaustausch für eine deutliche Verantwortungsabgrenzung (z. B. Krankenkassen vs. Berufsgenossenschaften vs. Unfallkassen) sowie zur Geltendmachung von Versicherungsleistungen (z. B. Krankenkassen/Rentenkassen bei Berufsunfähigkeit) einzelner Kostenträger unerlässlich.

3.3.7.11 Bildung und Forschung

Die Akteure aus der Gruppe der Bildung und Forschung sind im Zuge ihrer teilweisen Doppelzuordnung (u. A. Universitätskliniken auch als Leistungserbringer anzusehen) zum Teil bereits in den vorangegangenen Betrachtungen berücksichtigt. Hinzu kommen noch zusätzlich die Fälle, in denen Forschung innovationsbegleitend oder gutachterlich tätig wird. Hierbei nutzen sie Erfahrungen und Daten der Leistungsempfänger, der Kostenträger und Leistungserbringer, um neue Erkenntnisse zu generieren, von denen dann neben den genannten Akteuren insbesondere auch noch die Privatwirtschaft profitiert, indem sie die Ergebnisse und Erkenntnisse in neue Produkte und Dienstleistungen umsetzen und gut ausgebildete Arbeitskräfte mit entsprechender Fachkunde rekrutieren. Im Gegenzug unterstützt die Privatwirtschaft zusammen mit staatlichen Trägern mit monetären und technologischen Zuwendungen die Grundlagenforschung, die Weiterentwicklung als auch die Ausbildung.

Exemplarische Anwendungen: Fachliche Verzeichnisse / Register, Arzneimittelregister, Ärztelisten

3.3.7.12 Controller

Die Interaktionen der Controller mit den anderen Akteursgruppen müssen gemäß ihrer Mehrfachfunktion als legislative, exekutive und serviceorientierte Instanz differenziert werden.

Als gesetzgebende Regulierinstanz geben sie den juristischen Rahmen vor, nach deren Gesetzen, Vorschriften und Normen agiert werden darf. In der Funktion als exekutive Kontrollinstanz sind die Controller dann für die Umsetzung der entsprechenden Vorgaben verantwortlich. Die Interaktion mit den anderen Stakeholder-Gruppen ist sehr vielfältiger Natur, verfolgt dabei aber immer das zentrale Ziel des höchstmöglichen Patientenwohls. Daher bieten die Controller den

Leistungsempfängern Schutz (sowohl der körperlichen und geistigen Gesundheit als auch der persönlichen Daten) und Empfangen im Gegenzug deren Vertrauen. Das beinhaltet auch, dass die anderen Akteure sehr genau überwacht werden hinsichtlich der Einhaltung der Vorgaben. Dementgegen leisten die Controller im Sinne des Patientenwohls aber auch Unterstützung bei der Einführung und Implementierung effizienter und vor Allem effektiver Innovationen im Gesundheitswesen, was besonders den Gruppen der Privatwirtschaft und Bildung und Forschung zugutekommt. So werden einerseits Forschungsinstitute mit direkten und indirekten Zuwendungen unterstützt, den innovativen Privatunternehmen werden dann z. B. beschleunigte Zulassungsverfahren ermöglicht. Damit diese Innovationen und auch alle sonstigen gesundheitsbezogenen Produkte und Dienstleistungen der breiten Masse zugänglich gemachen werden können, sind die Controller dafür zuständig, dass die Preise auf einem erschwinglichen Niveau gehalten werden. Hierzu ist ein ständiger Austausch mit den Leistungserbringern und der Privatwirtschaft einerseits, aber auch mit den Kostenträgern andererseits notwendig, um die finanzielle Belastung für die Leistungsempfänger und die öffentlichen Kassen zu minimieren.

Zudem versorgen die Controller in ihrer Rolle als Serviceerbringer für die Leistungsempfänger mit relevanten Daten und Informationen rund um das Versicherungswesen.

Exemplarische Anwendungen: Fachliche Verzeichnisse / Register, Arzneimittelregister, Ärztelisten

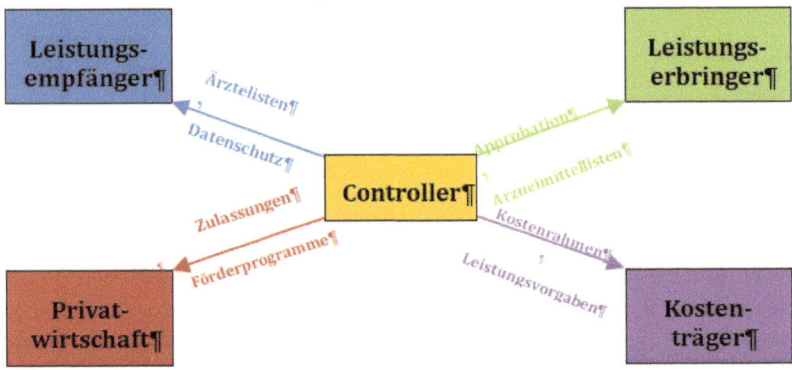

Abbildung 4: Beispiele der Interaktionen von Controllern innerhalb des (digitalen) Gesundheitswesens.

4 Operative Grundlagen von eHealth

4.1 Prozesse

Eine weitere Möglichkeit zur Charakterisierung von eHealth besteht in der Strukturierung des modularen Aufbaus aus einzelnen Prozessen. Ein Prozess versteht sich dabei als eine definierte Abfolge von Aufgaben, die durch Startereignisse angestossen und mit einem definierten Ergebnis abgeschlossen werden. Prozesses bestehen aus Aktionen und Informationen und zeichnen sich zudem dadurch aus, dass sie einen bereichs-, organisations- und anwenderübergreifenden Charakter aufweisen können. Im Gegensatz zu Projekten, welche sich durch ihre Einzigartigkeit auszeichnen, sind Prozesse durch ihre periodische Wiederholung nach analogen Mustern gekennzeichnet. Im modernen Managementwesen hat sich eine prozessorientierte Strukturierung etabliert. [44]

Die Integration von eHealth kann bei folgenden Prozessen des Gesundheitswesens einen wesentlichen Beitrag leisten: [45, 46, 47, 48, 49]

- Zulassung/Bewilligung: Maßnahmen und Aktivitäten der Controller zur Freigabe und Überprüfung einer behördlichen Erlaubnis
- Exemplarische Anwendungen: Genehmigung zur Ausübung eines Berufes (Approbation), Produktfreigabe (Arzneimittelzulassung), Auditierung
- Prävention: Maßnahmen und Aktivitäten der Leistungserbringer, mit deren Hilfe die Stärkung der Gesundheitsressourcen und –potenziale der Leistungsempfänger erreicht werden sollen und diese zu verantwortungsbewussten Entscheidungen hinsichtlich ihrer Gesundheit zu befähigen und zu motivieren

---

[44] T. H. Davenport, J. E. Short, 1990.
[45] J. Neuhaus, W. Deiters, M. Wiedler, 2006.
[46] M. Krämer, T. Norgal, T. Penzel, 2001.
[47] R. Fitterer, T. Mettler, P. Rohner, 2009.
[48] M. Helfert, S. Leist, G. Zellner, 2005.
[49] Europäische Union, 2008.

Exemplarische Anwendungen: Aufklärung und Beratung (z. B. Unfallverhütung), Prophylaxe (z. B. Impfungen, körperliche Aktivität), Früherkennung von Krankheiten (z. B. Vorsorgeuntersuchungen, Screening)

- Diagnose: Maßnahmen und Aktivitäten der Leistungserbringer, um eine möglichst genaue Zuordnung von Befunden und Symptomen zu einem Krankheitsbegriff gewährleisten zu können
- Exemplarische Anwendungen: Laborproben, bildgebende Verfahren (z. B. MRT, CT, Szintigrafie), Messungen elektrischer Aktivität (z. B. EKG), Funktionsuntersuchungen (z. B. Provokations-, Belastungstests)
- Behandlung: Maßnahmen und Aktivitäten der Leistungserbringer zur Therapierung von Krankheiten und Verletzungen zur Wiederherstellung der körperlichen oder psychischen Funktionen durch die Beseitigung oder Linderung von Symptomen
- Exemplarische Anwendungen: Verabreichung von Medikamenten, chirurgische Eingriffe, chieropraktische psychologische Einwirkung auf den Geist
- Rehabilitation: Maßnahmen und Aktivitäten der Leistungserbringer, die darauf zielen, die körperlichen, psychischen und sozialen Folgen einer Behinderung und die daraus resultierende Störung der gesellschaftlichen Teilhabe auf ein Minimum zu beschränken
- Exemplarische Anwendungen: ambulante/stationäre medizinische Rehamaßnahmen (z. B. Kuren heilpädagogische Leistungen), beruflichen Wiedereingliederung (z. B. Umschulungen)
- Selbstpflege: Maßnahmen und Aktivitäten der Leistungsempfänger, um Gesundheit sowie persönliches Wohlbefinden zu erlangen, zu erhalten oder wiederherzustellen (dabei kann Selbstpflege die medizinische Behandlung durch Dritte teilweise oder sogar vollkommen ersetzen)
- Exemplarische Anwendungen: Medikamentenbeschaffung, Medikamenteneinnahme, Gesundheitstagebuch, eigenständige Messungen (z. B. Gewicht, Blutdruck, Blutzuckerspiegel)
- Erfahrungsaustausch: Maßnahmen und Aktivitäten der Leistungsempfänger, um Inhalte zu Erfahrungen im Zusammenhang mit dem Gesundheitswesen (z. B. Erfahrungsberichte, Leistungsbeurteilungen) zu erstellen, zu bearbeiten und abzurufen (nicht ausschließlich zentralisiert, sondern auch von einer Vielzahl von Individuen, die zumeist über das Internet untereinander vernetzt sind)

Exemplarische Anwendungen: Wikis, Blogs, Portale
- Informationssuche: Maßnahmen und Aktivitäten der Leistungsempfänger zur Befriedigung von Bedürfnissen nach bestimmten medizinischen oder administrativen Informationen
- *Exemplarische Anwendungen: allgemeine Suchmaschinen (z. B. Bing, Google, Yahoo), spezifische Gesundheitsportale (z. B. netdoctor.de, Onmeda)*
- Finanzierung: Maßnahmen und Aktivitäten der Controller, welche mit der Deckung aller im Gesundheitswesen anfallenden Investitionen und Kosten im Zusammenhang stehen
- *Exemplarische Anwendungen: Abrechnungen, Budgetierungen, Sponsoring*
- Monitoring / Controlling: Maßnahmen und Aktivitäten der Controller für die systematische Erfassung, Beobachtung oder Überwachung bestimmter Vorgänge oder Sachverhalte im Gesundheitswesen.
- *Exemplarische Anwendungen: Messung, Bewertung und Übertragung von Leistungsdaten*
- Qualitätssicherung/-kontrolle: Maßnahmen und Aktivitäten der Controller zur Einführung und Aufrechterhaltung festgelegter Qualitätsanforderungen von Gesundheitsleistungen, um dadurch das Vertrauen der anderen Stakeholder-Gruppen (insbesondere das der Leistungsempfänger) zu gewinnen und das Qualitätsniveau zu erhöhen
- *Exemplarische Anwendungen: Audits, Zertifizierungen, DIN-Normen*
- Aus- und Weiterbildung: Maßnahmen und Aktivitäten für die Vermittlung von anwendbaren Fähigkeiten und praktischen Kenntnissen in einem bestimmten Bereich verstanden.
- *Exemplarische Anwendungen: Medizinstudium, Krankenpflegerausbildung, Fortbildungen, evidenzbasierte Internetportale (PubMed, Medline, SciFinder)*
- Administration / Management: Maßnahmen und Aktivitäten für die Planung, Ausführung und Kontrolle verwaltungsbasierter Aufgaben, die darauf abzielen, die medizinische Behandlung so effektiv wie möglich zu gestalten
- *Exemplarische Anwendungen: Ressourcenplanung (Disposition), Fakturierung, Leistungserfassung, Patientenaufnahme / -überweisung / -entlassung*
- Logistik: Maßnahmen und Aktivitäten für die Planung, Ausführung und Kontrolle der Material- und Informationsflüsse, um die medizinische Behandlung so effizient wie möglich zu gestalten

- *Exemplarische Anwendungen: Beschaffung (Einkauf), Lagerung, Lagerhaltung, Kommissionierung, Transport*
- Technik / Infrastruktur: Maßnahmen und Aktivitäten zur Sicherstellung der Verfügbarkeit, Leistungsfähigkeit, Wirtschaftlichkeit und Sicherheit von Organisationen und deren Informationssystemen
- *Exemplarische Anwendungen: Softwareaktualisierungen, Virenscans, Hardwarewartung*

4.2 Elektronische Dienste

Auch aus funktionaler Sicht lässt sich eHealth charakterisieren. Hierbei dient eine Vielzahl an elektronischen Diensten (auch eServices genannt) als Basis zur Erfüllung der verfolgten Ziele von eHealth. Unter diesen eServices verstehen sich Leistungen, welche eine bestimmte Funktionalität ermöglichen oder unterstützen. Dies geschieht oft über Systemgrenzen hinweg, so dass hierbei die Schnittstellenkompatibilität dieser Dienste eine wichtige Rolle spielt und daher zumeist über standardisierte Schnittstellen erfolgt. Die Gesamtheit aller elektronischen eHealth-Dienste stellt dann die vollumfängliche eHealth-Infrastruktur dar. [50]

4.2.1 Differenzierungen

Die große und diffuse Vielzahl an eServices lässt sich auf vielerlei Arten clustern und gruppieren. Exemplarisch sind hier einige Unterscheidungsmöglichkeiten aufgeführt. [51]

4.2.1.1 Funktionalitätsart

Eine erste Möglichkeit besteht darin, diese entsprechend der Art der Funktionalität zu unterscheiden in geschäftsorientierte (fachliche Services) und technisch unterstützende (technische Services) Dienste.

---

[50] J. Van Bemmel, M. Musen, 1997.
[51] K. Channabasavaiah, K. Holley, E. Tuggle, 2004.

4.2.1.2 Volumen

Anhand des fachlichen Leistungsumfangs lassen sich eServices weiterhin danach unterschieden, ob sie einen kompletten Prozess, eine einzelne Aktivität oder eine Querschnittsfunktion unterstützen.

4.2.1.3 Wirkungskreis

Des Weiteren können eServices aufgrund ihrer primären Wirkung in individuen- (z. B. elektronische Gesundheitsakte) oder institutionenspezifische Dienste (z. B. elektronische Abrechnung) untergliedert werden.

4.2.2 Wichtige eServices

Aus der großen Vielfalt an sehr unterschiedlichen elektronischen Diensten aus dem Dunstkreis von eHealth werden hier einige wichtige Vertreter exemplarische herausgenommen und kurz vorgestellt: [52]

- Teleberatung: medizinische Befundaufnahme und Konsultation unter Überbrückung einer räumlichen oder auch zeitlichen Distanz zwischen Arzt und Patient
- Telediagnostik: Erstellung von Diagnosen bei Überbrückung einer räumlichen oder auch zeitlichen Distanz zwischen Arzt und Patient
- Telelabor: Auswertung und Rückverfolgung von Laborproben unter Überbrückung einer räumlichen oder auch zeitlichen Distanz zwischen Arzt und Patient
- Telemedizin: Erbringung therapeutischer Leistungen unter Überbrückung einer räumlichen oder auch zeitlichen Distanz zwischen Arzt und Patient
- (Tele-)Medikation: Verordnung von Arznei- und Heilmitteln in maschinenlesbarer Form
- Medizinische Dokumentation: Sammlung und Verwaltung aller für den Krankheits- und Behandlungsverlauf relevanten Daten eines Patienten in maschinenlesbarer Form (spezielle bei eDoku in elektronischer Form)

---

[52] R. Lenz, M. Beyer, C. Meiler, 2005.

- Telemonitoring: Erbringung pflegerischer Leistungen unter Überbrückung einer räumlichen oder auch zeitlichen Distanz zwischen Arzt und Patient
- Gesundheitsportal: Plattform zur Breitstellung von (laienverständlichen) Gesundheitsinformationen und Dienstleistungen über das Internet
- Versicherungsschutz: Bereitstellung von versicherungstechnischen Informationen zum Zwecke der Abrechnung von Leistungen
- Persönliches Gesundheitsmanagement: Sammlung und Verwaltung aller persönlichen Gesundheitsinformationen in maschinenlesbarer Form
- Fachliche Verzeichnisdienste: zentrale Sammlung von Daten von im Gesundheitswesen zugelassenen Individuen, Institutionen, Materialien, Therapeutika oder Behandlungen
- Technische Verzeichnisdienste: umfasst die wesentlichen Funktionen für die zentrale Sammlung von Daten (fachliche Verzeichnisdienste) zur Erleichterung der Verwaltung von Identitäten, Rechten und Rollen
- Leistungsstatistik: Sammlung und Bereitstellung von Daten, welche sich mit der Qualität, Effizienz und Kosten der im Gesundheitswesen erbrachten Leistungen beschäftigt
- Medizinische Statistik: Sammlung und Bereitstellung von Daten, welche sich mit der Verbreitung von gesundheitsbezogenen Zuständen und Ereignissen der Bevölkerung befassen
- Literaturmanagement: Bereitstellung von evidenzbasiertem, medizinischem Wissen für Forschungs- und Ausbildungszwecke über das Internet
- eLearning: Bereitstellung und Vermittlung von gesundheitsbasiertem Wissen für das multimedial gestützte Lernen über das Internet
- Fakturierung: Bereitstellung aller administrativ relevanten Daten in maschinenlesbarer Form zum Zwecke der Verrechnung einer bezogenen Leistung
- Überweisung: Bereitstellung aller medizinisch relevanter Daten in maschinenlesbarer Form zum Zwecke der Überweisung, Zuweisung und Einweisung von Patienten
- Ressourcenplanung: Zusammen- und Bereitstellung aller bedarfsrelevanter Daten (z. B. Personen, Termine, Räume, Material, Geräte) in maschinenlesbarer Form zur Planung gesundheitsbezogener Leistungserbringungen

- **Einkauf:** Abwicklung und Planung der Beschaffung von Materialien, welche für die medizinische Leistungserstellung oder Selbstpflege benötigt werden
- **Logistik:** Planung und Abwicklung von Materialversorgungsprozessen (u. A. Lagerhaltung, Bestandsmanagement, Transport) zur medizinischen Leistungserstellung
- **eCollaboration:** Zusammenarbeit zwischen den Akteuren unter Überbrückung einer räumlichen oder auch zeitlichen Distanz
- **Datenschutz:** Schutz vertraulicher personen- oder organisationsbezogener Daten vor Missbräuchen aller Art
- **Datenintegrität:** Sicherstellung der Validität und Belastbarkeit gesundheitsrelevanter Daten

4.3 Instrumente

Eine sichere digitale Infrastruktur, soll Ärzte, Praxen, Krankenhäuser, Apotheken sowie die Versicherten selbst unter Wahrung des bestmöglichen Datenschutzes enger zusammenbringen und die wesentlichen Voraussetzungen für die medizinische Versorgung der Zukunft schaffen. Folgende konkrete Anwendungen sollen ermöglicht werden:

- **Elektronische Gesundheitskarte (eGK):** Dies stellt die funktionale Erweiterung der klassischen Krankenversichertenkarte dar. Der personalisierte Patientenausweis dient nicht nur dem Nachweis über den Leistungsanspruch medizinischer Behandlungen seitens Krankenkasse, sondern ist das wesentliche Dokument zur elektronischen Patientenidentifikation im Zusammenhang mit gesundheitlicher Behandlung und bietet Zugang zu den sicher verschlüsselten patientenseitigen Notfalldaten auf dem implementierten Speicher als auch den durch Autorisierung abrufbaren zentralen Patientendaten in Form der elektronischen Patientenakte.
- **Elektronischer Heilberufsausweis (eHBA):** Das behandlungsseitige Gegenstück zur eGK stellt der elektronische Heilberufsausweis (eHBA) dar. Auch hierbei handelt es sich um einen personalisierten Ausweis, allerdings für behandelnde Angehörige des Gesundheitswesens (Ärzte, Apotheker und Therapeuten). Neben seiner Funktion als Sichtausweis bietet er kryptografische Funktionalitäten zur Authentifizierung, Verschlüsselung,

Endschlüsselung und Zugriffsregelung von medizinischen Daten sowie zur qualifizierten elektronischen Signatur.

- elektronische Patientenakte (ePA): Hierbei handelt es sich um eine Datenbank zur Verwaltung von sensiblen Gesundheitsdaten von gesetzlich Krankenversicherten. Hierunter fallen bspw. Anamnese, Behandlung, Medikation und Allergien. Neben dem Patienten selbst sollen vor Allem Ärzte, Apotheker und Therapeuten darauf zugreifen können, letztere allerdings nur nach Erwerb des eHBA. Ansonsten dient immer die eGK als Zugangsschlüssel, so dass das Einverständnis des Patienten stets vorausgesetzt wird.

Durch die ePA sollen medizinische Prozesse (insbesondere Diagnosen und Therapien) schneller, transparenter und standardisierter ablaufen und die Qualität der Behandlung steigern.

5 eHealth-Gesetz

Um dem neuartigen Anwendungsgebiet, das auch aus juristischer Sicht Neuland betritt, ein gesetzliches Korsett zu verleihen, wurde im Bundestag 2015 das Das "Gesetz für sichere digitale Kommunikation und Anwendungen im Gesundheitswesen" oder kurz „eHealth-Gesetz" verabschiedet, welches zum Ziel hat, Einführungen neuer eHealth-Technologien im deutschen Gesundheitswesen zu regeln. [53]

Das eHealth-Gesetzt enthält auch einen konkreten Fahrplan zur Einführung der digitalen Infrastruktur im Gesundheitswesen und nutzbringender Anwendungen mit höchsten Sicherheitsstandards. So soll bis Ende 2018 durch die „gematik" (Gesellschaft für Telematikanwendungen der Gesundheitskarte mbH) mit Hilfe von Partnern aus der Industrie eine bundesweite Telematik-Infrastruktur etabliert werden, an die Arztpraxen und Krankenhäuser flächendeckend angeschlossen sind. Durch die gesetzlichen Fristen soll der Druck auf die Beteiligten bei der Einführung erhöht werden.

5.1 Ziele [54]

Die Implementierung des eHealth-Gesetzes soll dabei nicht ausschließlich den gesetzlichen Rahmen abstecken, sondern auch weitere vorteilhafte Entwicklungen, welche im Vergleich zum traditionellen Gesundheitswesen mit eHealth einhergehen, vorantreiben:

- Stärkung der Patientenrechte: Verfügbarkeit wichtiger und sensibler Dokumente (z. B. Arztbriefe, Befunde, Rezepte) in individueller, verschlüsselter Form
- Intensiverer Informationsaustausch: wechselseitige Zugänglichkeit gesundheitsbezogener Daten (z. B. Untersuchungs- und Laborergebnisse) innerhalb unterschiedlicher Leistungserbringer im Gesundheitswesen
- Effizienzsteigerung: schnellere und vollständigere Verfügbarkeit gesundheitsbezogener Daten und Informationen

---

[53] Bundesministerium für Gesundheit, 2017.
[54] F Fischer, V Aust, A Krämer, 2016.

- Kostensenkung: Reduktion redundanter Ausgaben durch verbesserte Datenlage (z. B. Wegfall von Doppeluntersuchungen, schnelle Verfügbarkeit von Behandlungs- und Notfalldaten)

5.2 Anwendungen [55]

Die Implementierung der eingangs beschriebenen Konzepte soll dabei durch die Nutzung operativer Anwendungen festgelegt und getragen werden. Die folgenden Anwendungen des eHealth-Gesetzes verfolgen die Zielsetzungen des Patientennutzens unter Sicherstellung des höchsten Datenschutzes: [56]

- Stammdatenmanagement: Durch die Online-Prüfung und Aktualisierung von Versichertenstammdaten soll die Datenaktualität gewahrt bleiben und dem Missbrauch von Leistungen gegenüber den Beitragszahlern vorgebeugt werden.

- Notfalldatenspeicherung: Wichtige notfallrelevante Informationen (z. B. Allergien, Unverträglichkeiten, Vorerkrankungen, Medikationen) sollen mit Einverständnis des Patienten auf der eGK aufgenommen und somit schnell verfügbar gemacht werden, um in Notfällen die richtige Diagnose stellen und dem Patienten die bestmögliche Versorgung zukommen lassen zu können.

- Medikationsplan: Dieser soll ebenfalls von der eGK abrufbar sein. Dadurch soll der Datenaustausch zwischen verschiedenen Ärzten und auch Apotheken vereinfacht und somit die Arzneimitteltherapiesicherheit erhöht werden.

- Elektronischer Arztbrief: Dieses Hilfsmittel soll der vereinfachten Kommunikation und dem sicheren Transfer sensibler Patientendaten zwischen Ärzten dienen. Diese Anwendung wurde bereits frühzeitig noch vor Implementierung der Telematik-Infrastruktur eingeführt und rege genutzt. Zur Steigerung der Attraktivität dieser Anwendung unter Verwendung der neuen Telematik-Infrastruktur wird diese stark gefördert. So wird der

---

[55] S. Müller-Mielitz, T. Lux, 2017.
[56] Bundesärztekammer, 2018.

elektronische Versand von Arztbriefen mit 55 Cent vergütet, wenn dieser mittels eines eHBAs elektronisch signiert wird. Somit nahm nicht nur die Verbreitung des eArztbriefes zu, sondern im selben Zug auch die Nutzung der neuen Telematik-Infrastruktur.

- <u>Elektronische Patientenakte / elektronisches Patientenfach:</u> Die gematik muss bis Ende 2018 die Voraussetzungen dafür schaffen, dass sämtliche Patientendaten (z. B. Arztbriefe, Notfalldaten, Impfausweis, Medikationsplan) den betroffenen Patienten zugänglich gemacht werden können. Hierzu soll sich zweier Hilfsmittel bedient werden: der elektronischen Patientenakte und des elektronischen Patientenfachs.

- Bei der elektronischen Patientenakte sind die Daten dem konkret behandelnden Arzt, Apotheker oder Therapeuten vorbehalten, weshalb neben der eGK, wodurch der Patient stets die Kontrolle über den Zugriff behält, auch ein eHBA zum Abruf der darin enthaltenen Informationen benötigt wird. Im elektronischen Patientenfach werden dann diese Daten „gespiegelt". Der Unterschied liegt im Wesentlichen darin, dass zum Zugriff auf diese Daten kein eHBA benötigt wird und so der Patient auch ganz unabhängig darauf zugreifen kann. Ferner soll es dem Patienten ermöglicht werden, hier auch noch persönliche Gesundheitsdaten eintragen zu können (z. B. Ernährung, Bewegung, Schlaf).

- <u>Videosprechstunde</u>: Eine massive logistische Erleichterung aus Patientensicht stellt die Möglichkeit der Videosprechstunde dar. Hierbei wird ein audio-visueller Kommunikationskanal genutzt, um die räumliche Distanz zwischen Arzt und Patient zu überwinden. Auf diesem Weg kann ein Großteil der Diagnosen von niedergelassenen Hausärzten aber auch von Fachärzten gestellt werden und dadurch der Aufwand insbesondere für die Patienten aber auch für die Administration deutlich reduziert werden.

5.3 Prinzipien

Die Infrastruktur, die diese Anwendungen zukünftig ermöglichen soll, folgt dabei einigen Kernprinzipien, bei denen insbesondere der Patientennutzen sowie die Datensicherheit im Vordergrund stehen:

- Nutzen: eGK-Daten dienen ausschließlich dem Zweck der Patientenversorgung
- Freiwilligkeit: es steht dem jeweiligen Versicherten frei, über medizinische Anwendungen zu entscheiden
- Zugriffssicherheit: technische und organisatorische Sicherheitsbarrieren sollen vor unberechtigten Datenzugriffen (z. B. durch Arbeitgeber, Versicherungen) schützen
- Zugriffsbefähigung: Zugriff durch Arzt, Apotheker, Therapeut auf eGK-Daten nur in Verbindung mit einem eHBA
- Nachvollziehbarkeit: Sämtliche Zugriffe und Aktionen werden protokolliert
- Gerichtsbarkeit: unberechtigte Zugriffe sind strafbar und werden rechtlich verfolgt
- Orthogonalität: die Dokumentationssysteme zur Datenspeicherung von Behandlungen in Arztpraxen und Krankenhäusern bleibt unberührt

6 Entwicklungen und Perspektiven von eHealth

6.1 Trends

Trends im Zusammenhang mit eHealth stellen Themenkomplexe dar, welche potentiell Wechselwirkungen mit und Auswirkungen auf eHealth und Big Data im Gesundheitswesen haben. Ihre Betrachtung und Analyse ist für die Vorhersage zukünftiger Entwicklungen entscheidend. Im Rahmen dieses Kapitels werden vier Trendcluster vorgestellt, welche einen großen Einfluss auf zukünftige Handlungen von eHealth-Stakeholdern versprechen und disruptive Veränderungen in der Branche bereithalten.

6.1.1 Demografie

Die konstant alternde Gesellschaft erhöht zunehmend die Anforderungen an die Sozial- und vor Allem Gesundheitssysteme in Hinblick auf Leistungserbringung und Finanzierung. Aufgrund von Verbesserungen in den Bereichen Hygiene, Nahrungs- und Gesundheitsversorgung wird sich dieser relative Alterungsprozess der Gesellschaft auch in den nächsten Jahrzehnten fortsetzen. So soll beispielsweise allein in Deutschland der Bevölkerungsanteil der über 65-Jährigen von aktuell 18 % auf etwa 23 % im Jahr 2050 steigen, während der Anteil der unter 20-Jährigen von 14 % auf etwa 10 % sinken soll. [57]

Da das steigende Durchschnittsalter der Bevölkerung das Risiko für chronische Erkrankungen und Multimorbidität erhöht, ist in Zukunft mit einer wachsenden Zahl an altersbedingten Krankheits- und Pflegefällen zu rechnen. Neben einer erhöhten Anforderung an die umfangreiche Sicherstellung der gesundheitlichen Versorgungsqualität führt dies auch zu erhebliche Herausforderungen an die Finanzierung des Gesundheitssystems. [58]

Ein weiterer demographischer Trend, welcher Auswirkungen auf das Gesundheitswesen prognostiziert, beinhaltet einen strukturellen Wandel zwischen der urbanen und der ländlichen Bevölkerungsverteilung. Die wesentliche

---

[57] Statista, 2018.
[58] Bertelsmann Stiftung, 2015.

Triebfeder dieser zunehmend ungleichen Verteilung basiert auf der zunehmenden Abwanderung junger und gut ausgebildeter Menschen vom Land hin zu Großstädten und Ballungsgebieten. Dieses als Urbanisierung bekannte Phänomen führt zu einer Veralterung der Landbevölkerung bei sinkender medizinischer Versorgung. [59] Trotz einer der weltweit höchsten Ärztedichten über das gesamte Bundesgebiet gemittelt existiert aktuell schon eine Lücke von etwa 1.000 Medizinern in ländlichen und strukturschwachen Gebieten. Diese strukturellen Engpässe und Versorgungslücken werden zudem durch den weiteren Rückgang an medizinisch-pflegerischen Fachkräften bei gleichzeitig zunehmenden Anzahl an Patienten und Pflegebedürftigen je Leistungserbringer in ländlichen Regionen verstärkt. [60]

6.1.2 Individualisierung

Ein weiteres Trendcluster im Rahmen der gesundheitsbezogenen Versorgung und Prävention stellt die zunehmende Individualisierung dar. Ursächlich hierfür ist unter anderem der wesentliche Fortschritt in den Bereichen der medizinischen Forschung und Entwicklung bis hin zur Aufklärung molekularer Ursprünge und Mechanismen von Krankheiten. Dies stellt die Grundlage für eine umfassende Einbeziehung patientenindividueller Gegebenheiten hinsichtlich gesundheitlicher Prävention, Diagnose und Therapie dar. Dieser maßgeschneiderte Ansatz der „personalisierten Medizin" bietet heutzutage Lösungen für gesundheitliche Fragestellungen, die Mediziner früher vor enorme Herausforderungen gestellt haben. [61]

Ferner ist zunehmend der Effekt zu beobachten, dass der sogenannte „informierte Patient" zunehmend eine Interaktion „auf Augenhöhe" mit Leistungserbringern wünscht, wobei neben dem professionellen auch das zwischenmenschliche Vertrauensverhältnis eine wachsende Rolle einnimmt. Die bewirkt eine zunehmende Entwicklung des Gesundheitssystems weg von einem autoritären System hin zu einem kooperativen Prozess. Folglich werden sämtliche

---

[59] Bundesministerium des Inneren, 2011.
[60] Ärzteatlas, 2017.
[61] S. Schleidgen, C. Klingler, T. Bertram, W. H Rogowski, G. Marckmann, 2013.

Akteursgruppen zunehmend tiefer in Entscheidungsprozesse involviert, wobei insbesondere die Patienten eine zunehmend selbstbestimmende Rolle einnehmen. Die persönliche Gesundheit wird verstärkt unter individuellen Gesichtspunkten beurteilt und so prägen neue Verhaltensmuster und Ansprüche der „Gesundheitskonsumenten" das Gesundheitssystem. Personen suchen sich zunehmend eine an ihre Werte und Bedürfnisse angepasste Lebensweise, die sich wiederum unmittelbar auf das individuelle Verständnis von Gesundheit und deren Versorgung auswirkt. [62]

Als Folge lässt sich eine stärker werdende Orientierung von Gesundheitskonzepten mit alternativen und komplementärmedizinischen Angeboten im individualisierten Gesundheitsmanagement beobachten. Dadurch gewinnen auch individuelle Gesundheitsprodukte zunehmend an wirtschaftlicher Bedeutung und finden so vermehrt Eingang in den Markt klassischer Lifestyle-Produkte, welche den sogenannten „zweiten Gesundheitsmarkt" begründen. Tendenziell wird Gesundheit in Zukunft weniger an Krankheiten, sondern primär am subjektiven gesundheitlichen Verständnis bemessen werden. Der in der klassischen Vorstellung vom Leistungserbringer bestimmte Fixstatus wandelt sich zunehmend zum Objekt der leistungsbeziehenden Eigenverantwortung. Als weitere Konsequenz führt dies zum Entstehen einer sogenannten „gesundheitlichen Dominanzgesellschaft". Darunter versteht sich der zunehmende sozialgesellschaftliche Druck, der auf die individuelle Lebensführung ausgeübt wird. [63]

6.1.3 Finanzierungslücken

Das nächste Trendcluster thematisiert die wachsenden Finanzierungslücken sowie den zunehmenden Fokus auf Effektivitäts- und Effizienzsteigerungen im Gesundheitswesen. Die eingangs beschriebenen demographischen Entwicklungen und medizinisch-technischen Fortschritte sowie der gestiegene volkswirtschaftliche Wohlstand haben über die letzten Jahre zu einem

---

[62] S. Lindemann, 2015.
[63] F. Gerster, 2014.

gesamtwirtschaftlich überproportionalen Anstieg der Ausgaben für Gesundheit geführt, welche mittlerweile über 11 % des BIPs betragen. [64]

Die bislang zur deren Finanzierung herangezogenen Quellen werden künftig jedoch nicht ausreichen, um die Kosten des Gesundheitssystems zu decken. Der demografische Wandel setzt dem Gesundheitswesen dabei gleich doppelt zu. Zum einen steigt demografisch bedingt die Kostenseite, da die durchschnittlichen Krankheits- und Pflegekosten mit zunehmendem Lebensalter zunehmen. Zum anderen nehmen die zur Finanzierung notwendigen Mittel mit steigendem Lebensalter relativ ab. Ursächlich hierfür ist das Zusammenspiel des einkommensabhängigen Beitragssystems mit der altersproportionalen Einkommensverteilung. Da die Alterseinkommen im Durchschnitt unterhalb der Erwerbseinkommen liegen, sinkt daher mit zunehmendem Durchschnittsalter das beitragspflichtige Einkommen und somit der mittlere pro-Kopf-Beitrag zum Gesundheitswesen. Ohne entsprechende Anpassungen wird bei gleichbleibendem Leistungsniveau zu einer enormen Finanzierungslücke im Gesundheitswesen kommen. Bis 2030 würde ihr Volumen allein in der GKV knapp 36 Mrd. EUR pro Jahr betragen und bis 2040 auf 51 Mrd. EUR pro Jahr weiter anwachsen. Zusätzlich würden in der Pflegeversicherung im Jahr 2030 acht Mrd. EUR und bis 2040 zehn Mrd. EUR im Jahr fehlen. [65]

Entsprechend zweischneidig wird auch die Herangehensweise zur Deckung der Finanzierungslücken ausfallen müssen. Neben einem Umdenken hinsichtlich der Finanzierung bedürfen auch die Ausgaben reformierte Ansätze. Im Rahmen von notwendigen, insbesondere der mit Kosteneinsparungen verbundenen Reformen, besteht allerdings oftmals das Risiko, die Qualität der medizinischen Versorgung zu mindern. In einem solch sensiblen Bereich wie dem Gesundheitswesen werden Abstriche hinsichtlich der Qualität jedoch nicht toleriert. Daher zwingen diese Entwicklungen die beteiligten Akteure zunehmend zur intensiven Zusammenarbeit, zur Nutzung von Synergien und zur Lockerung bisher starrer therapeutischer Grenzen zwischen stationärem und ambulantem Sektor mit dem vorrangigen Ziel der Effizienzsteigerung in der Gesundheitsversorgung. So

---

[64] Ärzte Zeitung, 2018.
[65] Ärzteblatt, 2017.

entwickelten sich neue Geschäftsmodelle wie z. B. Medizinische Versorgungszentren (MVZ), in denen Ärzte unterschiedlicher Fachgebiete eine interdisziplinäre Versorgung unter einem Dach gewährleisten. Hauptmotiv der MVZ ist die Optimierung der Kostenstruktur durch Erhöhung der Auslastung, Nutzung gemeinsamer Ressourcen und Bündelung der Beschaffung. [66]

Gleichzeitig entwickelt sich ein wachsendes Angebot für Leistungen des Zweiten Gesundheitsmarktes, das sich weniger über ein niedriges Kostenniveau, sondern primär über hohe Qualität gegenüber dem Wettbewerb zu behaupten versucht. Große Hoffnungen liegen hierbei auf den Potentialen innovativer digitaler Anwendungen im Gesundheitswesen, welche eHealth bereithält.

6.1.4 Digitalisierung

Die Digitalisierung verändert nicht nur die Wirtschaft, Wissenschaft und Gesellschaft, sondern auch das Gesundheitswesen durch den Einsatz moderner IKT. Neue Möglichkeiten der zeitlichen und räumlichen Überwindung sowie der Erfassung und Analyse von Daten verändern die Prozesse im Gesundheitswesen grundlegend und führen zu erheblichen Veränderungen von Wertschöpfungsketten und Geschäftsmodellen, Effizienzsteigerungen interner Prozesse, einer allgemeiner technologischen Innovationsbeschleunigung sowie der besseren Vernetzung von Marktakteuren im ambulanten und stationären Sektor. Dabei führen (medizin-)technische Innovationen in den Bereichen Sensorik, Robotik, Optik, Nanotechnologie und 3D-Druck zur Entwicklung neuer Produkte und Verfahren, darunter neben zahlreichen gesundheitsorientierten Lifestyle-Produkten auch vermehrt jene zur Umsetzung von personalisierter Medizin. [67] Ein konkretes Beispiel bietet hier die zur Diabetesdiagnostik mithilfe von nichtinvasiven Pflastersystemen mit Hilfe ausgeklügelter Sensorik. Sie kann Diabetes-Patienten neben vielen weiteren vergleichbaren Produkten perspektivisch eine Alternative zu herkömmlichen Messgeräten bieten mit dem Vorteil einer bequemen, kontinuierlichen Glukosespiegelmessung, wodurch

---

[66] Kassenärztliche Bundesvereinigung, 2015.
[67] H. Rebscher, S. Kaufmann, 2017.

Risikosituationen schnell erkannt und Therapien individuell abgestimmt werden können. [68]

Neben den (medizin-)technischen Innovationen finden auch eHealth- und dabei insbesondere mHealth-Anwendungen für Smartphones und sogenannte Wearables zunehmend Eingang in zahlreiche Bereiche des Gesundheitswesens (u. A. Forschung, Prävention, Diagnose, Therapie). Diese stark wachsende Entwicklung fußt auf der verbreiteten Nutzung mobiler IT-Technologien (insbesondere in Form von Smartphones), welche die Grundlage von mHealth darstellen. Bereits heute sind 81 % der deutschen Bevölkerung aktive Internetnutzer, von denen wiederum 69 % neben stationären auch auf mobile Anwendungen zurückgreifen. [69, 70]

Darüber hinaus gewinnt im Zuge steigender Datenvolumina, schneller Übertragungsraten und dem Ziel immer schnellerer Auswertungen bis hin zu Echtzeit-Analysen der Einsatz von Big-Data-Anwendungen in diversen Anwendungsfeldern an Bedeutung. Während mit Hilfe von eHealth- bzw. mHealth-Anwendungen die Vernetzung und Kommunikation zwischen Akteuren und IT-Systemen im Gesundheitswesen wächst, ermöglicht Big Data die drastisch verbesserte Aggregation, Analyse und Auswertung einer Vielzahl an polystrukturierten Daten als Grundlage entscheidungsrelevanter Informationen. Die steigende Relevanz von IKT im Gesundheitswesen lockt neben den brancheneigenen Platzhirschen, an denen die Entwicklung nicht spurlos vorbeigeht und sie zur Weiterentwicklung in der Digitalisierung treibt, auch eine Vielzahl neuer Akteure auf den Gesundheitsmarkt. Insbesondere Software-Hersteller und IT-Unternehmen drängen zunehmend in den Gesundheitsmarkt und versuchen sich, in dieser zukunftsorientierten Branche zu etablieren. Einerseits beginnen dabei Branchengrenzen zu verschwimmen. Es kommt auch andererseits immer mehr zu fruchtbaren Kooperationen von traditionellen Gesundheitsanbietern und innovativen IT-Dienstleistern. Ein Paradebeispiel hierfür ist „Onduo", ein Joint-Venture zwischen dem französischen Pharmakonzern Sanofi und dem US-amerikanischen Technologieunternehmen Verily (ehemals

---

[68] Gesundheitsstadt Berlin das Hauptstadtnetzwerk, 2018.
[69] Statista, 2017.
[70] Statista, 2017.

Google Life Sciences) zur Entwicklung neuer Datenanalysemethoden und innovativer (Mess-)Technologien für Diabetiker-Patienten. [71]

Parallel zur steigenden Anwendung von IKT im Gesundheitswesen wachsen allerdings auch die Herausforderungen an die Bereitstellung geeigneter infrastruktureller und gesetzlicher Rahmenbedingungen (z. B. Interoperabilität, Datenschutz und IT-Sicherheit). Das zuvor beschriebene und vom Bundestag beschlossene eHealth-Gesetz deckt in diesem Sinne zahlreiche Voraussetzungen für die flächendeckende Implementierung von eHealth-Anwendungen im deutschen Gesundheitswesen ab.

6.2 Ziele

Speziell im Hinblick auf eHealth ergeben sich für die einzelnen Stakeholder-Gruppen ganz individuelle Ziele, welche eine wesentliche Voraussetzung für die Analyse der Chancen und Risiken darstellen [72]:

6.2.1 Leistungsempfänger

- Informationsverfügbarkeit (Stichwort: „der aufgeklärte Patient")
- Mit- und Selbstbestimmung bei der Behandlung
- Nutzwertorientierung in Bezug auf innovative Behandlungsformen
- Hohe Anforderungen an Datenschutz und -sicherheit
- Zeit- und ortsflexible Diagnose und Therapie
- Minimierung persönlicher Kosten

6.2.2 Leistungserbringer

- Freiheiten bei medizinischer Versorgung
- Beibehaltung bewährter Methoden ohne Kostenbeschränkungen
- Erhöhung der Versorgungsqualität
- Verbesserung der eigenen Wirtschaftlichkeit

---

[71] Diabetes-Online, 2017.
[72] P. N. Klöcker, R. Bernnat, D. J. Veit, 2015.

- Anwendung telemedizinischer Leistungen ohne finanzielle Nachteile

6.2.3 Kostenträger

- Optimierung von Versorgungskosten (z. B. Erhöhung der Transparenz über Behandlungskosten)
- Evidenzbasierte Kosten-Nutzen-Analyse zur Entscheidungsunterstützung über neue Methoden/Leistungen
- Aufbau eines umfassenden Datenpools zur Entscheidungsunterstützung (z. B. Individualisierung des Leistungskatalogs)

6.2.4 Privatwirtschaft

- Maximierung der Wirtschaftlichkeit
- Durchsetzung von einheitlichen Standards zur Sicherstellung von Interoperabilität
- Erschließung neuer Märkte
- Innovationsführerschaft

6.2.4.1 Controller

- Senkung der volkswirtschaftlichen Kosten des Gesundheitswesens
- Gewährleistung von Schutzzielen (z. B. Datenschutz)
- Interessenausgleich der Akteursgruppen des Gesundheitswesens (im Sinne von Selbstverwaltung)
- Schaffung von Investitionsanreizen
- Sicherstellung eines hohen medizinischen Versorgungsniveaus

6.2.5 Forschung und Bildung

- Generierung von neuen wissenschaftlichen Erkenntnissen
- vereinfachte Datenschutzregelungen
- Zugriff auf möglichst breite Basis an (Roh-)Datenquellen
- Verbesserung der Versorgungsqualität durch evidenzbasierte Forschung
- Forschungseffizienz
- Validität der Forschungsresultate

6.3 Rahmenbedingungen

Folgende Rahmenbedingungen wurden mit hoher Relevanz für die Chancen und Risiken der Einführung, Fortentwicklung und breitflächige Nutzung von eHealth identifiziert:

1. Normen- und Gesetzesrahmen:
   Der übergreifende normative Rahmen als gesetzliche Grundlage für die Einführung von eHealth-Infrastrukturen und Anwendungen
2. Technischer Rahmen:
   Der Grad der technischen Umsetzung mit Fokus auf existierende und notwendige Infrastrukturen sowie Interoperabilität zwischen Anwendersystemen
3. Finanzrahmen:
   Die Finanzierung von eHealth-Anwendungen sowie deren Erstattungsfähigkeit
4. Nutzrahmen:
   Das Nutzerverhalten und die Stakeholder-Akzeptanz als Erfolgskriterien einer flächendeckenden Nutzung digitaler Anwendungen im Gesundheitswesen

6.3.1 Normen- und Gesetzesrahmen

Der normative Rahmen für eHealth stellt eine übergreifende Rahmenbedingung für alle Stakeholder-Gruppen dar und beeinflusst den Grad der Potentialausschöpfung von eHealth maßgeblich.

Von primärer Bedeutung und speziell für diesen neuartigen Bereich hat das 2015 beschlossene „Gesetz für sichere digitale Kommunikation und Anwendungen im Gesundheitswesen" (eHealth-Gesetz) den größten normativen Einfluss und wurde in Kapitel 5 bereits ausführlich vorgestellt. Daneben gibt es weitere, indirekte gesetzliche Rahmenbedingungen, die Einfluss aus das digitale Gesundheitswesen ausüben. Insbesondere sind hierbei die bestehenden Regelungen zum Datenschutz, zur IT-Sicherheit sowie das Medizinproduktegesetz und Haftungsbestimmungen im eHealth-Kontext von Relevanz.

6.3.1.1 Datenschutzbestimmungen [73]

Durch den Einsatz von IKT und eHealth-Anwendungen im Gesundheitswesen werden große Datenmengen zwischen Stakeholdern auf digitalen Kommunikationswegen übermittelt. Dabei handelt es sich meist um sensible patientenindividuelle Gesundheitsdaten, die nach dem Bundesdatenschutzgesetz als besondere Art personenbezogener Daten einzuordnen sind und daher einem besonders hohen Schutzniveau unterliegen. Hierbei zu beachtende gesetzliche Bestimmungen existieren auf folgenden Ebenen:

- Europäische Ebene (Europäische Datenschutzrichtlinie und Datenschutz-Grundverordnung)
- Nationale Ebene (Bundesdatenschutzgesetz)
- Landesebene (Landesdatenschutzgesetze)

Inwieweit dadurch eine übergreifende Harmonisierung der Datenschutzbestimmungen und dabei insbesondere des Datenschutzes bei Gesundheitsdaten erreicht wird, ist noch nicht absehbar.

6.3.1.2 IT-Sicherheitsgesetz [74]

2015 wurde das Gesetz zur Erhöhung der Sicherheit informationstechnischer Systeme (IT-Sicherheitsgesetz) verabschiedet. Ziel des Gesetzes ist die Verbesserung der IT-Sicherheit von Unternehmen, ein besserer Schutz der Bürger im Internet und die Gewährleistung der Sicherheit kritischer Infrastrukturen (z. B. Strom- und Wasserversorgung) und letztlich auch des Gesundheitswesens.

6.3.1.3 Medizinproduktegesetz [75]

Ziel des Medizinproduktegesetzes ist es, eine Rechtsgrundlage für die „Sicherheit, Eignung und Leistung der Medizinprodukte sowie die Gesundheit und den erfolgreichen Schutz der Patienten, Anwender und Dritter" zu schaffen. Die Relevanz für eHealth ergibt sich, wenn eine Software als Medizinprodukt klassifiziert wird.

---

[73] B. Böckmann, 2015.
[74] K. Brisch, 2017.
[75] F. Leppert, W. Greiner, 2014.

Hierfür muss der Software vom Hersteller eine medizinische Zweckbestimmung vom zugewiesen werden.

6.3.1.4 Haftungsbestimmungen [76]

Zudem stellt sich bei einer fehlerhaften Therapie- oder Medikationsempfehlung auf Basis einer eHealth-Anwendung die Frage nach haftungsrechtlichen Bestimmungen. Hierbei kommt es sehr oft auf den Einzelfall an und bedarf einer individuellen Betrachtung. Allgemein kann aber zunächst von der Gültigkeit der zivilrechtlichen Haftungsbestimmungen im Bürgerlichen Gesetzbuch und Produkthaftungsgesetz ausgegangen werden.

6.3.1.5 Zusammenfassung

Obige Beschreibung des normativen Rahmens für eHealth verdeutlicht die bisherige Beschränkung der Gesetzgebung mit direktem eHealth-Bezug. Durch die Verabschiedung des eHealth-Gesetzes hat der Gesetzgeber die wesentliche gesetzliche Grundlage für die Entwicklung und Einführung einzelner eHealth-Anwendungen geschaffen.

Der weitere normative Rahmen setzt sich vornehmlich aus allgemein gültigen Regelungen zusammen und gilt nicht eHealth-spezifisch. Die Regelungen zur Verhinderung eines unbefugten Zugriffs auf persönliche Patientendaten sind in Form von Datenschutz- und Datensicherheitsnormen auf europäischer, nationaler und Landesebene geregelt. Zudem erfordert die zunehmende Verknüpfung von Daten im Zuge von Big Data neue Prozesse, um Anonymisierung und Pseudonymisierung personenbezogener Daten gewährleisten zu können" (BMG, 2016).

6.3.2 Technischer Rahmen

Neben dem rechtlichen Rahmen stellt die technische Umsetzung eine entscheidende Rahmenbedingung für den zielgerichteten und erfolgreichen Einsatz von eHealth im Gesundheitswesen dar. Im Folgenden werden die elementaren Bestandteile der technologischen Basis von eHealth eingegangen.

---

[76] S. Lamp, 2016.

6.3.2.1 Zentrale Infrastruktur [77]

Durch eine zentrale und sichere Infrastruktur im Gesundheitswesen soll ein system- und sektorübergreifender Informationsaustausch zwischen den beteiligten Anwendern ermöglicht werden. Eine Infrastruktur stellt Systembausteine wie Hardware-/Netzwerk-Komponenten und Softwareanwendungen zur Verfügung und vernetzt IT-Systeme von Endanwendern mit einer zentralen Plattform. Hierauf sind Anwendungen integriert und verschiedene Dienste nutzbar gemacht. Die Funktionsfähigkeit von Anwendungen auf der Infrastruktur werden dabei wesentlich von der Beschaffenheit (Übertragungsrate, Störungsanfälligkeit) des zugrundeliegenden Übertragungsnetzes bestimmt.

Das eHealth-Gesetz sieht vor, die Telematikinfrastruktur als zentrale Infrastruktur für sichere Kommunikation im Gesundheitswesen zu etablieren. Dennoch existieren in Deutschland aktuell folgende, akteursspezifische Infrastrukturen parallel:

1. Telematikinfrastruktur (TI): Die Gesellschafter der gematik wurden mit dem Aufbau und Betrieb der Telematikinfrastruktur beauftragt. Mit der Öffnung der TI für Mehrwertanwendungen, auch ohne Einsatz kryptischer Zertifikate, soll die TI als zentrale Infrastruktur für das deutsche Gesundheitssystem ausgebaut werden. Die Umsetzung folgender Anwendungen auf der TI sind gemäß eHealth-Gesetz geplant:
    - Versichertenstammdatenmanagement (VSDM)
    - qualifizierte elektronische Signatur (QES)
    - sichere Kommunikation zwischen Leistungserbringer (KOM-LE)
    - Notfalldatenmanagement (NFDM)
    - Migration von Gesundheitsdiensten
    - Datenmanagement zur Arzneimitteltherapiesicherheit (AMTS)

2. Sicheres Netz der Kassenärztlichen Vereinigungen (SNK): Diese Infrastruktur der kassenärztlichen Vereinigung stellt eine Initiative zur Vernetzung von Vertragsärzten und Psychotherapeuten zur Vereinfachung der Kommunikation,

---

[77] Kassenärztliche Bundesvereinigung, 2016.

Abrechnung und Dokumentation sowie des gegenseitigen Datenaustauschs dar. Hiermit werden aktuell bereits folgende eHealth-Anwendungen realisiert:

- eAbrechnung
- eArztbrief
- eNachricht
- eDoku
- eDMP (elektronisches Disease-Management-Programm)
- Dale-UV (elektronisches Berichts- und Abrechnungssystem für Ärzte mit Unfallversicherungsträgern)

3. <u>Zahnärzte Online Deutschland (ZOD)</u>: Diese Infrastruktur repräsentiert eine Internetplattform für die Kommunikation zwischen Zahnärzten und zu den jeweiligen Kassenzahnärztlichen Vereinigungen.

Die derzeitige Koexistenz vielfältiger, teils akteursspezifischer Infrastrukturen stellt eine Blockade für die Vernetzung aller Akteure im Gesundheitswesen und deren IT-Systeme dar und erschwert somit den sektor- und systemübergreifenden Informationsaustausch. Die Verabschiedung des eHealth-Gesetzes stellt einen wichtigen Schritt zum Aufbau einer harmonisierten, einheitlichen Infrastruktur dar. Allerdings ergeben sich unter Berücksichtigung der angepeilten Anforderungen zahlreiche Herausforderungen an eine zukunftsfähige zentrale Infrastruktur im Gesundheitswesen:

- hohes Innovationsniveau stellt Anforderungen hinsichtlich Flexibilität und Skalierbarkeit dar (z. B. Gewährleistung einer Mindest-Breitbandübertragungsrate für telemedizinische Anwendungen)
- akteurs- und sektorübergreifenden Abstimmungsprozess zur Herstellung einer flächendeckenden Interoperabilität (Aufweichung sektoraler Informationsgrenzen zwischen Akteuren, Einrichtungen und Geltungsbereichen)
- Öffnung der Telematikinfrastruktur für Mehrwertanwendungen (nicht-approbierten Gesundheitsberufen und privatwirtschaftlichen Anbietern wird Zugang zur TI ermöglicht)
- internationale Erweiterung zum grenzübergreifenden Transfer von Gesundheitsdaten (Entwicklung EU-weiter Standards und Schnittstellen, internationale Forschungskooperation)

- Einbezug der Anwender bei Konzeption und Weiterentwicklung der Infrastruktur (Steigerung der Akzeptanz digitaler Anwendungen im Gesundheitswesen)
- Sicherstellung eines ausgeglichenen Verhältnisses zwischen Sicherheit, funktionalen Anforderungen und Anwenderfreundlichkeit (trotz höchster Anforderungen hinsichtlich Datenschutz und -sicherheit)
- Transparenz der Anforderungen (z. B. an Datensicherheit, Datenschutz, verwendete Datenformate)
- Patienten und Versicherte als eigenständige Nutzergruppe verstehen (selbstbestimmte Patienten)

Der Gesetzgeber hat mit dem eHealth-Gesetz einen ersten, wichtigen Grundbaustein gelegt, die TI als zentrale Infrastruktur im deutschen Gesundheitswesen zu etablieren und für Mehrwertanwendungen und erweiterte Anwendergruppen zu öffnen.

6.3.2.2 Interoperabilität im Gesundheitswesen [78]

Neben einer Infrastruktur ist die Interoperabilität als eine Grundvoraussetzung für eine flächendeckende Digitalisierung des Gesundheitswesens. Hierunter versteht sich die Fähigkeit unabhängiger, heterogener Systeme, möglichst nahtlos zusammenzuarbeiten, um Informationen auf effiziente und verwertbare Art und Weise auszutauschen und diese sinnvoll nutzen zu können. Dies wird technisch durch den Aufbau von Schnittstellen und die Verwendung einheitlicher Standards realisiert. In der eHealth-Planungsstudie des Bundesministeriums für Gesundheit (BMG) zur Interoperabilität im Gesundheitssystem ist folgende Handlungsempfehlung für die Entwicklung eines einheitlichen eHealth-Bezugssystems formuliert:

„Eine nationale – bestehende oder angestrebte – eHealth-Anwendungslandschaft bildet das Bezugssystem für jede interoperabel auszugestaltende eHealth-Anwendung. Bei der Spezifikation für eine Anwendung müssen alle bereits vorhandenen Interoperabilitätsvereinbarungen (oder in Planung befindlichen Vereinbarungen) und damit arbeitenden Anwendungen sowohl im Sinne der Wiederverwendung

---

[78] M. Wunder, J. Grosche, 2009.

existierender Definitionen als auch zur Erhaltung der Kohärenz des Gesamtsystems – also der eHealth-Anwendungslandschaft – berücksichtigt werden."[79]

Somit ergeben sich drei Anforderungsgebiete hinsichtlich der Sicherstellung von Interoperabilität in einer eHealth-Anwendungslandschaft bzw. bei der Entwicklung neuer Anwendungen:

1. Anforderungen an die Infrastruktur: Die Infrastruktur muss den Zugriff auf Anwendungen mit der entsprechend erforderlichen Interoperabilität sicherzustellen. Die Anforderung an die Infrastruktur selbst (Bandbreite, Dienste, Standards) wurden bereits im letzten Kapitel diskutiert und stellen wiederum selbst Rahmenbedingungen für die Entwicklung weiterer Anwendungen dar.

2. Anforderungen an die Standardisierung: International einheitliche Standards sollen festgelegt und angewendet werden, die ein einheitliches Verständnis und eine fehlerfreie Übertragung von Daten ermöglichen. Zusätzlich sollen offene Schnittstellen etabliert werden, die eine Nutzung fortschrittlicher Anwendungen gewährleisten, obwohl diese ggf. mit anderen Standards operieren.

3. Anforderungen an Versorgungsprozesse: Versorgungsprozesse sollen unter Berücksichtigung der Besonderheiten des Gesundheitswesens synchronisiert werden (z. B. unterschiedliche Vergütungsmodelle im ambulanten und stationären Sektor, unterschiedliche Dokumentationserfordernisse und -standards).

Nach aktuelle Stand hinsichtlich der Sicherstellung von Interoperabilität im deutschen Gesundheitswesen zeigt, dass der Gesetzgeber die Relevanz von Interoperabilität für die Digitalisierung des Gesundheitswesens erkannt hat und mit dem Aufbau des Interoperabilitätsverzeichnisses und der systematischen Standardisierung hierzu beiträgt.

Dennoch herrscht eine große Kluft zwischen technisch verfügbaren und bereits tatsächlich genutzten Lösungen. Aktuell hat sich die Anwendung einheitlicher Standards noch nicht durchgesetzt, was hauptsächlich darauf zurück zu führen ist, dass sich stattdessen eine Systemvielfalt innerhalb von Arztpraxen, Krankenhäusern

---

[79] Bundesministerium für Gesundheit, 2014.

und Apotheken entwickelt und so zu parallelen Entwicklungen und elektronischen Insellösungen geführt hat, deren Zusammenarbeit gar nicht vorgesehen war.

Dies kann die Entwicklung einer flächendeckenden und sinnvollen Nutzung von eHealth und dessen vollumfänglichen Potentials verzögern, oder behindern. Zukünftig ergibt sich die Herausforderung, softwareunabhängige, einheitliche Standards und ausreichend ausgeprägte und offene Schnittstellen zu implementieren. Diese Entwicklung kann durch Anreizsysteme, regulatorische Vorgaben und verbindliche Beschlüsse forciert werden.

6.3.2.3 Zusammenfassung

Der sektorale Aufbau und die Vielzahl an Schnittstellen im deutschen Gesundheitssystem verdeutlichen das Risiko von Ineffizienzen und Qualitätsverlusten der Kommunikation ohne einheitliche Standards und Schnittstellen. Dies stellt ein erhebliches Risiko für eine flächendeckende und sinnvolle Nutzung von eHealth und dessen vollumfänglichen Potentials. Die technische Umsetzung von isolierten Einzelanwendungen ist weiter fortgeschritten als die im eHealth-Gesetz geplanten Anwendungen der Telematikinfrastruktur, was den unmittelbaren Handlungsbedarf hervorhebt und durch Anreizsysteme, regulatorische Vorgaben und verbindliche Beschlüsse forciert werden könnte.

6.3.3 Finanzrahmen [80]

Die wesentliche Perspektive von eHealth liegt in der kosteneffizienteren Erbringung von gesundheitlichen Versorgungsleistungen und bei mindestens gleicher oder besserer Versorgungsqualität. Der Zugang von eHealth zum Gesundheitsmarkt ist jedoch aktuell primär auf selektivvertragliche Konstrukte, Vorhaben im Rahmen des Innovationsfonds und den stationären Sektor begrenzt. Daher können die durch die aktuell beteiligten Leistungserbringer geleisteten Investitionskosten in eHealth-Anwendungen aktuell nicht vollumfänglich amortisiert werden.

Aktuelle eHealth-Einsatzbereiche beruhen häufig nicht auf nachhaltigen Geschäftsmodellen, sondern auf einer projektspezifischen Finanzierung mit vereinbarter Dauer und vielleicht sogar begrenzter Anzahl von Versicherten und Patienten.

---

[80] A. B. Ekeland, A. Bowes, S. Flottorp, 2010.

Kollektivvertragliche Vergütungsvorschriften sind die Ausnahme und auf spezifische Anwendungsarten (z. B. Telediagnose in der Radiologie) begrenzt.

Für den Zugang von eHealth zum Gesundheitsmarkt existieren grundsätzlich sektorspezifische sowie sektorübergreifende Erstattungsmöglichkeiten:

1. <u>Sektorspezifische Vergütungsmethoden:</u> Dies wird die Nutzung der Abrechnungsziffern des Einheitlichen Bewertungsmaßstabes (EBM) für ärztlicher und stationäre Leistungen, die klassifiziert sind. Es existieren jedoch sehr wenige national geltende Abrechnungsziffern für eHealth-Anwendungen im EBM-Katalog (z. B. Versand eArztbrief).
2. <u>Sektorübergreifende Vergütungsmethoden:</u> Bei der Gesundheitsversorgung über Sektorgrenzen hinweg ermöglichen neue Versorgungsformen (z. B. die integrierte Versorgung) den Abschluss von Selektivverträgen zwischen Kostenträgern und Leistungserbringern (ambulanter und stationärer Sektor). Diese Form wird für eHealth-Anwendungen häufig gewählt und ist oft auf eine bestimmte Region oder Versichertengruppe begrenzt.

6.3.3.1 Zusammenfassung des Finanzrahmens

Die Möglichkeit der Vergütung ist für die meisten eHealth-Anwendungen im stationären Sektor und sektorenübergreifend in selektivvertraglichen Instrumenten grundsätzlich gegeben. Dadurch entstehen jedoch zunehmend hohe Aufwände in Form von Verhandlung, Verwaltung und Dokumentation individueller und heterogener Vertragsformen.

Ferner ergeben sich aktuell sowohl für Leistungserbringer, als auch Kostenträger und die Privatwirtschaft erhebliche Unsicherheiten bezüglich der nachhaltigen Finanzierung von eHealth-Anwendungen. Zudem ist der Finanzierungsaufwand für Anpassungen in der IT hoch und kann nicht von allen Leistungserbringern aufgebracht werden. Entsprechend sind Modelle der staatlichen/übergreifenden Infrastrukturfinanzierung für zentrale eHealth-Elemente von großer Bedeutung.

6.3.4 Nutzrahmen

Die Ausschöpfung von Effizienzpotentialen durch eHealth wird maßgeblich von der Akzeptanz und Bereitschaft zur Nutzung digitaler Technologien durch die Anwender bestimmt. Da die Voraussetzungen für die jeweiligen Stakeholder variieren, werden die Rahmenbedingungen zur Nutzung von eHealth akteursgruppenspezifisch dargestellt.

6.3.4.1 Leistungsempfänger

Die Nutzung digitaler Informationsmöglichkeiten ist in der Vergangenheit zunehmend gestiegen. Im Jahr 2018 verfügten bereits 94 % der Haushalte in Deutschland über einen Internetzugang. [81] Davon erkundigen sich bereits 60 % im Netz über Gesundheitsthemen. [82] Die individuelle Offenheit gegenüber der Datenerhebung und -weitergabe ist kontinuierlich gestiegen. So hat nicht nur jeder dritte Smartphone-Nutzer bereits mindestens eine App aus dem Gesundheits- oder Fitness-Bereich installiert, ebenfalls jeder Dritte könne sich sogar vorstellen, die durch Smartphone oder Wearables erhobenen Gesundheitsdaten mit der Krankenversicherung zu teilen. [83]

Die Nutzung digitaler Medien in Gesundheitsfragen ist sicherlich nicht ausschließlich auf die allgemeine Digitalisierung in allen Lebensbereichen zurückzuführen, sondern auch Resultat der unmittelbar mit eHealth und Big Data verbundenen Potentiale. Dazu zählt aus Sicht des Leistungsempfängers insbesondere die Erhöhung der individuellen Diagnose- und Therapiesicherheit durch eine bessere Vernetzung und der damit verbreiterten Datengrundlage des behandelnden Arztes. Dadurch wären die Reduzierung von Fehlbehandlungen sowie eine Verringerung von Doppel- und Mehrfachuntersuchungen möglich.

Durch Videotelefonie könnten Ärzte für Patienten ortsungebunden unmittelbar erreichbar sein, wodurch das Sicherheitsgefühl des Leistungsempfängers steigt und die persönlichen Aufwände perspektivisch sinken.

Durch Applikationen, die den Patienten an die Einnahme von Medikamenten erinnern oder zum Sport motivieren, kann die Bereitschaft eines Leistungsempfängers zur aktiven Mitwirkung verbessert werden. Zudem erlangt die Vermittlung von niederschwelligem und wissenschaftlich abgesichertem Gesundheitswissen zunehmend Bedeutung in der Bevölkerung und wird mit steigender Akzeptanz auch als Entscheidungsunterstützung bei der Therapiewahl herangezogen.

---

[81] Statista, 2020.
[82] EU Kommission, 2014.
[83] G. Gigerenzer, K. Schlegel-Matthies, G. Wagner, 2016.

Zusammenfassend lässt sich festhalten, dass sowohl die Informationsverfügbarkeit als auch die Nutzbereitschaft der Leistungsempfänger deutlich gestiegen ist und der Patient immer mehr Eigenverantwortung für seine Gesundheitsversorgung übernimmt.

6.3.4.2 Leistungserbringer

Auch die niedergelassenen Ärzte haben das neue Informationszeitalter nicht verpasst. So geben 84% an, dass ihre Praxen über eine Internetverbindung verfügen und sie zu rund 76% Arztinformationssystem einsetzen. [84] Im stationären Sektor hingegen werden noch vermehrt hybride Strukturen aus elektronischer und papierbasierter Dokumentation eingesetzt. Das Potential durch eHealth für Leistungserbringer besteht jedoch nicht ausschließlich in der Optimierung von Kommunikations-, Verwaltungs- und Dokumentationsprozessen.

Wesentlich wichtiger werden perspektivisch die Unterstützung bei medizinischen Entscheidungen durch eine bessere Datengrundlage (z. B. durch Zugriff auf Expertensysteme, neueste wissenschaftliche Erkenntnisse) und die bessere Abstimmung mit weiteren Leistungserbringern (z. B. Telekonsil). Dadurch kann der Leistungserbringer eine sicherere und individuell angepasste Therapieempfehlung erfolgen und so zur Verbesserung der Versorgungsqualität und Patientenzufriedenheit beitragen.

Allerdings ist dennoch seitens der Leistungserbringer eine gründliche Aufwands-/Nutzenbetrachtung erforderlich, da ihnen bei der Anpassung ihrer IT sowie im laufenden Betrieb Kosten entstehen. Zusätzlich muss das Personal für die Nutzung von eHealth-Anwendungen geschult werden.

6.3.4.3 Kostenträger

Für Kostenträger ergeben sich primär Kostensenkungspotentiale durch einen effizienteren und effektiveren Ressourceneinsatz. Dies betrifft sowohl die mögliche Reduzierung von Verwaltungsausgaben und Vereinfachung von Unternehmensprozessen, als auch Einsparungen bei der Reduzierung obsoleter Versorgungsleistungen. Hierzu zählt neben der Analyse von Erfolgswahrscheinlichkeiten spezifischer

---

[84] GGMA Gesellschaft für Gesundheitsmarktanalyse mbH, 2015.

Therapieoptionen auch eine höhere Abrechnungstransparenz. Nicht zuletzt besteht für Kostenträger zusätzlich die Möglichkeit, eHealth-Anwendungen als Differenzierungsmerkmal im Wettbewerb einzusetzen, um Neukunden zu gewinnen oder Bestandskunden zu halten.

6.3.4.4 Forschung und Bildung

Die Vorteile für die peripher beteiligte Gruppe der Forschung und Bildung liegen insbesondere in der Big-Data-getriebenen Möglichkeit zur Aggregation und Analyse großer Datenmengen, insbesondere bei der Präventionsforschung.

6.3.4.5 Zusammenfassung des Nutzrahmens

Die obigen Ausführungen verdeutlichen die Komplexität und Vielschichtigkeit einzelner Stakeholder-Interessen im Gesundheitssystem. Umso wichtiger wird es bei der flächendeckenden Einführung von IKT in Versorgungsprozesse sein, die Erwartungen und Risiken einzelner Stakeholder zu berücksichtigen. So können divergierende Ziele der Stakeholder-Gruppe die Realisierung von Effizienzpotentialen verhindern oder zumindest einschränken. Mit den grundsätzlichen infrastrukturellen Voraussetzungen (Internetanbindung) sowie der grundlegenden Bereitschaft zur Nutzung digitaler Anwendungen sind zumindest die wesentlichen Voraussetzungen zur Einführung von eHealth weitestgehend gegeben.

6.4 Chancen und Risiken

Ausgehend von den beschriebenen vielschichtigen Trends, Zielen der beteiligten Akteursgruppen und Rahmenbedingungen ergeben sich in Bezug auf eHealth und gesundheitsbezogene Big Data umfangreiche Chancen und Risiken für die zentralen Akteursgruppen des Gesundheitswesens.

6.4.1 Chancen

Die vordergründigen Potentiale von eHealth und Big Data sind im Allgemeinen primär in der Erhöhung der Qualität, Effektivität und Effizienz der Gesundheitsversorgung bei gleichzeitig ökonomischen Rahmenbedingungen zu finden. Diese zeigen allerdings für die einzelnen Akteursgruppen teilweise signifikante Unterschiede, da ja auch deren Interessen stark divergieren. Daher werden im Folgenden auch die individuellen Potentiale den eingangs aufgezählten Stakeholdern nach gegliedert.

6.4.1.1 Leistungsempfänger

Mit Hilfe von eHealth-Anwendungen können einzelne Leistungsempfänger in sehr vielfältiger Art und Weise profitieren. Vordergründig nimmt dabei die steigende Qualität der medizinischen Versorgung die wichtigste Rolle ein. Doch eHealth und Big Data nehmen auch weitere zahlreiche Potentiale wahr:

- Individualisierung / Personalisierung: zunehmend an einzelne Patienten und Patientengruppen angepasste Gesundheitsleistungen
- Einflussnahme: Möglichkeiten der Mitsprache und Mitentscheidung bei gesundheitsrelevanten Fragestellungen; sämtliche Gesundheitsleistungen rücken immer näher an den Patienten heran
- Interaktion: bessere Vernetzung mit medizinischem Fachpersonal
- Sensibilisierung: Stärkung des Bewusstseins für die ganzheitliche Gesundheit der Leistungsempfänger
- Kostensenkung: geringere individuelle Transaktionskosten bei Inanspruchnahme von eHealth-Anwendung
- Ortstoleranz: Wegfall der örtlichen Bindung durch telemedizinische Anwendungen
- Zeittoleranz: Verfügbarkeit medizinischer Leistungen zum Bedarfszeitpunkt und bei zeitlicher Inflexibilität
- Informationszugang: örtlich und zeitlich ungebundener Zugang zu relevanten Informationsquellen (z. B. Gesundheitsportale)
- Informationsverfügbarkeit: bedarfsgerechter Zugang zu Gesundheitsinformationen und Patientendaten
- Anwendungsvielfalt breitere Palette an medizinischen Werkzeugen für Therapie- und Dokumentationsanwendungen zur patientengerechten Versorgung
- Nutzkomfort: Senkung der Belastung aller Art bei Inanspruchnahme von eHealth-Anwendungen
- Nutzmotivation: Akzeptanz, Verbreitung, Etablierung und Anreiz von eHealth-Anwendungen durch kreative Ansätze der brancheneigenen Methoden (z. B. Gamification, Verknüpfung mit Lifestyle-Produkten)
- Entscheidungshilfe: objektive und datenbasierte Entscheidungsfindung aufgrund automatisierter Systeme; Unterstützung durch medizinische Expertenmeinungen

Gesamtheitlich betrachtet stellen die Leistungsempfänger die Gruppe mit den wohl vielversprechendsten Perspektiven bei der Nutzung von eHealth dar.

6.4.1.2 Leistungserbringer

Auch für die Leistungserbringer ergeben sich durch eHealth vielseitige Potentiale. Vordergründig bei dieser Akteursgruppe ist die Leistungseffizienz in der Gesundheitsversorgung:

- Ressourceneffizienz: ressourcenschonende Behandlung durch telemedizinische (Beratungs-)Dienstleistungen
- Aufwandsminimierung: Reduktion des manuellen Leistungsbedarfs durch Nutzung von Automatisierung (z. B. durch Robotik) und Digitalisierung (z. B. Laborauswertungen)
- Versorgungstiefe: steigende Qualität der gesamtheitlichen medizinischen Versorgung
- Individualisierung / Personalisierung: effizientere Diagnosen und Therapien durch Anpassung der medizinischen Leistungen an den einzelnen Patienten
- Versorgungsbreite: breitere Palette an diagnostischen sowie therapeutischen Werkzeugen zur medizinischen Versorgung
- Ortsfreiheit: Sicherstellung der flächendeckenden Gesundheitsversorgung auch in strukturschwachen Regionen
- Zeiteffizienz: massive Zeitersparnis bei ausbleibender Leistungsminderung durch Nutzung unterstützender eHealth-Anwendungen
- Kontinuität: stetige Beobachtung, Versorgung und Betreuung von Patienten durch Telemonitoring-Lösungen statt Momentaufnahmen einzelner Untersuchungen und Behandlungen
- Realitätsabbildung: Wiedergabe von Messdaten aus Alltagssituationen statt der aus potentiell beeinflussenden Ausnahmesituationen (z. B. in der Arztpraxis, im Krankenhaus)
- Datenzugang: Möglichkeit zur Nutzung einer sehr großen Datenbreite bei Generierung, Nutzung und Auswertung von gesundheitsrelevanten Big Data
- Verwaltungsoptimierung: effizientere Vernetzung der relevanten Akteure im Gesundheitswesen durch einheitliche technische Standards (z. B.

eRezept, eArztbrief); massive Zeitersparnis bei elektronischer Kommunikation und Datenübertragung
- Entscheidungsunterstützung: objektive und datenbasierte Entscheidungsfindung aufgrund automatisierter Systeme

Bei einem unterstützenden Einsatz von eHealth- und Big Data-Anwendungen können Leistungserbringer wirkungsvoll die Behandlungsqualität sowohl hinsichtlich Effektivität als auch Effizienz erhöhen wie auch Koordinierungs-, Abstimmungs- und Datenaustauschprozesse optimieren.

6.4.1.3 Kostenträger

Bei den Kostenträgern sind die vorrangigen Potentiale in der Kosteneffizienz zu finden. Für sie halten eHealth-Anwendungen potentielle Kosteneinsparpotentiale bereit:

- Ressourcenökonomie: effizienter und effektiver Umgang mit Ressourcen des Gesundheitswesens
- (wirtschaftliche) Nachhaltigkeit: strategischer Bedeutungsgewinn durch Nutzung von ePrävention zur Senkung künftiger Behandlungskosten
- Standardisierung: Vereinheitlichung von Daten(systemen) bietet bessere Auswertmöglichkeiten und senkt Kostenniveau
- Entscheidungsunterstützung: Hilfsmittel zur Qualitäts- und individuellen Leistungsbeurteilung (z.B. bei der Unterstützung von Leistungen außerhalb des allgemeinen Leistungskatalogs)
- Prozessoptimierung: Reduzierung und Automatisierung des internen und externen Verwaltungsaufwands
- Datenzugang: Zugriff auf große Datenmenge mittels Generierung und Auswertungen von gesundheitsbezogenen Big Data

Folglich sind auch für Kostenträger besonders große Effizienzgewinne durch eHealth und Big Data realisierbar.

6.4.1.4 Privatwirtschaft

Der wachsende Markt für eHealth-Anwendungen bietet auch der Privatwirtschaft erweiterte Möglichkeiten, welche im Wesentlichen in wirtschaftlichen Perspektiven liegen:

- Marktbreite: Möglichkeit für branchenfremde Unternehmen, sich im Gesundheitsmarkt zu etablieren und neue Märkte zu erschließen (z. B. für Technologie-Unternehmen wie Amazon, Google, Samsung, Apple)
- Markttiefe: Möglichkeit für etablierte Unternehmen des Gesundheitssektors, das Angebot ganzheitlicher zu erweitern / in Kooperation mit branchenfremden Unternehmen spezialisiertes Know-How einzubringen; Implementierung neuer eHealth-Leistungen in die Regelversorgung und somit Erweiterung des bestehenden Marktes
- Produktbreite: zahlreiche Möglichkeiten zur Diversifikation von Produkten im Zuge der Markterweiterung (Breite/Tiefe)
- Produkttiefe: Vergrößerung des Produktangebots durch beliebig erweiterbare, kombinierbare sowie modulare Systeme
- Komplementarität: Nutzung symbiotischer Effekte verschiedener Produktgruppen (z. B. Gesundheit und Lifestyle in Form von Apps)
- Datenzugang: Nutzung gesundheitsbezogener sowie komplementärer eHealth-Daten; Erzeugung eines großen Marktes für spezialisierte Big-Data-Anbieter (z. B. personalisierte Werbung, Marktforschung)

6.4.1.5 Controller

Im Zusammenspiel aller Effekte auf die einzelnen Akteursgruppen ergeben sich auch für die Gruppe der Controller signifikante Chancen durch eHealth und Big Data, welche vorrangig im Bereich der Kontrolloptimierung vorzufinden sind:

- Standardisierung: Vereinheitlichung von Daten(systemen) bietet bessere Auswertmöglichkeiten und bessere Kontrolle des Datenschutzes bei sinkendem Kostenniveau
- Synchronität: durch Echtzeit-Analysen exaktere und schnellere Vorhersagen (z. B. Epidemie-Prognosen)
- Präzision: exaktere Vorhersagen sowie Analysen aufgrund breiter Datenbasis großer Populationen

- Prävention: steigendes Gesundheitsniveau der Bevölkerung aufgrund erweiterter Möglichkeiten der Prophylaxe
- Informationsbreite: bessere Sensibilisierung in gesundheitlichen Belangen durch optimierten Informationszugang und -verfügbarkeit

6.4.1.6 Forschungs- und Bildung

Für die Forschung ergeben sich durch eHealth und Big Data weitreichende Potentiale, die insbesondere auf den Möglichkeiten des Zugriffs auf eine rasant wachsende Quantität und Diversität von gesundheitsrelevanten Daten beruhen:

- Datenzugang: Generierung und Zugriff großer Datenmengen mittels gesundheitsbezogenen Big Data Anwendungen
- Datenverarbeitung: durch Big-Data-Auswertungen verbesserte Methoden der Aggregation, Speicherung, Analyse und Interpretation von Daten
- Skalierung: vergrößerte Population für Studien verfügbar (zuvor meist nur Studien mit kleinen randomisierten Stichproben möglich)
- Expansion: Generierung neuer Forschungsfelder (z. B. molekulare Bioinformatik, Medizinische Sensorik, etc.)

6.4.1.7 Zusammenfassung

Für alle beteiligten Parteien bieten eHealth-Anwendungen enorme Vorteile und Perspektiven. So lässt sich das Gesundheitswesen gesamtheitlich entscheidend verbessern und das zu reduzierten Kosten.

Den meisten Gewinn beziehen dabei die Leistungsempfänger, die von einer besseren Versorgungsqualität zu günstigeren Preisen bei mehr Mitbestimmung und Interaktion profitieren. Zudem steigert sich noch das Anwendungsspektrum und der Nutzkomfort.

Auf Seiten der Leistungserbringer lässt sich durch eHealth-Anwendungen der Aufwand minimieren während die Effizienz zunimmt und sich die Gesundheitsversorgung zunehmend individueller gestalten lässt.

Die Kostenträger erfreuen sich an den kosteneffizienten und ressourcenschonenden Prozessen bei nachhaltiger Wirkung. Auch eröffnen sich ihnen somit Möglichkeiten, an größere Daten zur Ermittlung evidenzbasierter Behandlungserfolge zu gelangen.

Die Privatwirtschaft ziehen ihren größten Nutzen aus ökonomischen Vorteilen. So lässt sich ein größerer Markt mit einer breiteren Produktpalette bedienen und so der Umsatz steigern.

Die optimierten und standardisierten Prozesse kommen besonders den Controllern zugute, was in der Summe ihre Effizienz steigert und den Aufwand reduziert.

Vom Zugang zu einer großen Datenbasis profitiert auch die Forschung und Bildung, da hierdurch zahlreiche neue Erkenntnisse für Weiterentwicklungen und Innovationen gezogen werden können.

Zusammenfassend lässt sich festhalten, dass durchweg alle am Gesundheitswesen beteiligten Stakeholder von eHealth profitieren. Auch wenn sie unterschiedlich gewichtet sind, sind die Anreize für jede einzelne Gruppe dennoch hinreichend groß, dass ein Verzicht kaum infrage kommen kann, um mit der Entwicklungsdynamik anderer Branchen Schritt halten zu können.

6.4.2 Risiken

Während sich die Chancen durch den Einsatz von eHealth und Big Data im Gesundheitswesen akteursgruppenspezifisch unterscheiden, betreffen die Risiken sowie die Ansätze zu deren Verhinderung bzw. Eindämmung üblicherweise sämtliche Akteursgruppen, wenn auch in unterschiedlichem Maße. Mit den Leistungsempfängern ist hierbei jene Gruppe am stärksten betroffen, die auch zu den größten Profiteuren gehört.

Im Folgenden werden die wesentlichen Risiken beim Einsatz von eHealth und Big Data im Gesundheitswesen vorgestellt:

- Datenschutz: meistdiskutierte Bedrohung durch Einsatz von IKT im Gesundheitswesen; Schutz vor missbräuchlicher Verarbeitung personalisierter Daten, Schutz des Rechts auf informationelle Selbstbestimmung, Schutz des Persönlichkeitsrechts bei der Datenverarbeitung und auch Schutz der Privatsphäre
- Datensicherheit: technischer Schutz der Daten gegen Verlust, Manipulationen und andere Bedrohungen (ohne böswillige Fremdeinwirkung), bildet somit die Voraussetzung für einen effektiven Datenschutz
- IT-Sicherheit: Schutz der Hard- und Software eHealth-basierter IKT-Systeme vor Bedrohungen (z. B. Viren, Trojaner, Würmer, Phishing) zur

Wahrung der Vertraulichkeit, Integrität und Verfügbarkeit der Datennutzung und -lagerung [85]

- Datenintegrität: Zuverlässigkeit der Daten hinsichtlich Vollständigkeit und Korrektheit; verwendete Daten sollen entweder vollständig in unverarbeiteter Form (Rohdaten) vorliegen oder deren Verarbeitung verdeutlicht werden (z. B. mittels Meta-Daten, Operatoren)
- Datenqualität: Reliabilität und Validität gesundheitsbasierter Daten; Rahmenbedingungen bei der Erhebung, Verarbeitung und Interpretation spielen hierbei eine wesentliche Rolle
- Zugriffssicherheit: unbefugter Zugang Dritter zu gesundheitsrelevanten Daten (z. B. durch Einbeziehung externer Dienstleister zur Sicherstellung der Funktionsfähigkeit von Infrastrukturen und Anwendungen)
- De-Anonymisierung: Wegfall der ursprünglichen Anonymisierung aufgrund spezifischer Merkmale durch Big Data-Auswertungen und somit direkte Zuordnung zu Individuen
- Ungleichbehandlung: selektive Behandlung von Patienten bei der Erbringung von gesundheitsbezogenen Leistungen aufgrund von persönlichen Merkmalen (z. B. bei Arzneimittelverschreibungen je nach individueller Nutzenwahrscheinlichkeit); daher ethische und rechtliche Standards (z. B. ärztliche Schweigepflicht) für alle Beteiligten Parteien erforderlich
- Bezugsverlust: schlechteres Arzt-Patienten-Verhältnis durch emotionale Distanz zwischen Patient und Leistungserbringer (z. B. durch Onlinekommunikation anstatt von persönlichem Kontakt)
- Betreuungsminderung: negative Auswirkungen auf die medizinische Betreuung durch zunehmende Substitution von physischem Kontakt durch IKT-Anwendungen
- Qualitätsverlust: schlechtere Qualität der medizinischen Behandlung durch das Fehlen sozialer Komponenten und direkter Kommunikation (z. B. durch fehlende Beobachtung subtiler Verhaltensweisen des Patienten)

---

[85] C. Eckert, 2012.

- Entscheidungsunsicherheit: Skepsis der Vertrauenswürdigkeit durch Nutzung von Daten statt traditioneller Erfahrung und Expertise eines behandelnden Arztes (besonders bei eHealth-Anwendungen, ohne Aufsicht approbierter Leistungserbringer)
- Kausalität: Fehlen der Korrelation der Gleichzeitigkeit beobachteter Phänomene und einer Ursache-Wirkung-Beziehung durch eHealth-Anwendungen; hierbei entscheidend: Qualität der Datenerfassung und somit Auswahl valider und umfassender Datensätze
- Mangelnde Sachkunde: Gefahr durch fehlende oder ungenügende Kenntnisse zur effektiven und effizienten Nutzung der eHealth-Anwendungen; regelmäßige Auffrischung durch schnell ändernde Rahmenbedingungen und Anwendungen erforderlich
- Fehlinvestitionen: Skepsis gegenüber der Rechtfertigung der hohen benötigten Investitionen in die Entwicklung und Implementierung funktionstüchtiger Technologien und Infrastrukturen zu Effizienzsteigerungen und Kosteneinsparungen durch eHealth
- Mangelnde Agilität: Leistungserbringer und –anbieter können aufgrund immer kürzer werdender Innovationszyklen nicht angemessen auf Veränderungen im Arbeitsumfeld reagieren (z.B. wiederkehrende Neuinvestitionen in Technologie)
- Haftung und Verantwortung: Unklarheiten aus juristischer Sicht bei einzelnen eHealth-Anwendungen, dadurch Verunsicherung bei Angebot, Einführung und Nutzung
- Regulierung: juristische Unsicherheit gegenüber Eigentum, Verfügungshoheit, Nutzen und Kontrolle der von Privatpersonen gesammelten Daten

Zusammenfassend lässt sich festhalten, dass die Risiken deutlich überschaubarer sind als die im Vorkapitel aufgezählten Chancen. Im Wesentlichen lassen sich diese für alle beteiligten Akteursgruppen auf Bedenken hinsichtlich der Daten (Sicherheit, Integrität, Qualität) sowie die IT-Sicherheit reduzieren, auch wenn die übrigen Risiken nicht vernachlässigt werden dürfen. Dennoch kann man in vollem Bewusstsein dieser Risiken Strategien entwickeln, um sie vorzubeugen. Die Aussichten, die Risiken zu bewältigen kann sehr optimistisch eingeschätzt werden, zumal diese ja nicht ausschließlich auf das Gesundheitswesen beschränkt sind, sondern allen Branchen zu eigen sind, in denen mit großen und sensiblen Datenmengen gearbeitet wird.

6.4.3 Überblick

Stakeholder	Chancen	Risiken
Leistungsempfänger	**Versorgungsqualität** + Personalisierung + Einflussnahme + Interaktion + Kostensenkung + Ortstoleranz + Informationszugang + Anwendungsvielfalt + Nutzkomfort	- Datenschutz - De-Anonymisierung - Ungleichbehandlung - Bezugsverlust - Betreuungsminderung - Qualitätsverlust - Entscheidungsunsicherheit - Kausalität
Leistungserbringer	**Leistungseffizienz** + Ressourceneffizienz + Aufwandsminimierung + Versorgungstiefe + Versorgungsbreite + Individualisierung + Datenzugang + Verwaltungsoptimierung	- Datenintegrität - Datenqualität - Zugriffssicherheit - Qualitätsverlust - Kausalität - Mangelnde Sachkunde - Haftung / Verantwortung
Kostenträger	**Kosteneffizienz** + Ressourcenökonomie + Nachhaltigkeit + Standardisierung + Prozessoptimierung + Datenzugang	- Datenschutz - Datenintegrität - Datenqualität - Mangelnde Agilität - Fehlinvestitionen
Privatwirtschaft	**Umsatzsteigerung** + Marktbreite + Markttiefe + Produktbreite + Produkttiefe + Datenzugang	- Datensicherheit - IT-Sicherheit - Zugriffssicherheit - Agilität - Fehlinvestitionen
Controller	**Kontrolloptimierung** + Standardisierung + Synchronität + Präzision + Prävention	- Datenschutz - Zugriffssicherheit - Ungleichbehandlung - Regulierung - Haftung / Verantwortung
Forschung / Bildung	**Datenmanagement**	- Datenintegrität - Datenqualität

Stakeholder	Chancen	Risiken
	+ Datenzugang + Datenverarbeitung + Skalierung + Expansion	

Tabelle 1: Gegenüberstellung der wesentlichen Chancen und Risiken von eHealth.

Mit eHealth können im Gesundheitswesen wesentliche Verbesserungen realisiert werden. Dieser angestrebte Nutzen von eHealth ist ein kompliziertes sowie vielschichtiges Phänomen.

Bessere Qualität bei niedrigeren Kosten – was vielerorts als padadox und sich gegenseitig ausschließend betrachtet wird, kann im Gesundheitswesen tatsächlich durch eHealth unter Nutzung von Big Data tatsächlich realisiert werde und kommt zudem allen Beteiligten Parteien zugute. Allein das wäre schon ausreichend, um die Implementierung von eHealth zu legitimieren. Jedoch endet die Palette der Vorteile nicht hierbei, denn auch die Effektivität und Effizienz aller Prozesse gewinnt hierdurch deutlich hinzu, um noch mal einen der vielen weiteren Vorteile zu nennen.

Ungeachtet der vielen Chancen durch eHealth ergeben sich auch Risiken, die im Wesentlichen für alle Stakeholder gelten. Die medial präsenten und meist diskutierten Risiken liegen aktuell in den Bereichen des Datenschutzes und der IT-Sicherheit. Nur bei einer Gewährleistung von Integrität und Vertraulichkeit von Gesundheitsdaten wird eine breite Akzeptanz und dadurch eine erfolgreiche Verbreitung von eHealth möglich sein. Daher gilt es, insbesondere in der Anfangsphase ein großes Augenmerk auf diese Bereiche zu legen. Sobald aber diese Bedenken ausgeräumt und die Risiken unter Kontrolle sind, können die vielen Vorzüge zum Tragen kommen, die eHealth verspricht.

Fazit

Zweifellos bieten eHealth-Anwendungen großes Potential, um das Gesundheitswesen für alle beteiligten Parteien entscheidend zu verbessern. Dabei lässt sich sogar das Paradoxon der gesteigerten Leistung zu niedrigeren Kosten realisieren.

Die größten Nutznießer sind dabei die Leistungsempfänger, die sich über eine bessere Versorgungsqualität bei niedrigeren Preisen und mehr Interaktion freuen können. Ferner haben sie nun auch Zugang zu einem vielfältigeren Anwendungsspektrum bei höherem Nutzkomfort.

Auch die Leistungserbringer profitieren enorm von eHealth-Anwendungen. Den größten Benefit ziehen Sie dabei aus der Effizienzsteigerung bei vermindertem Aufwand, wodurch sie eine bessere und individuellere Versorgung gewährleisten können.

Die Kostenträger ziehen ihren größten Nutzen aus den kosteneffizienten und ressourcenschonenden Prozessen bei nachhaltiger Wirkung und haben direkteren und schnelleren Zugang zu einer großen Datenbasis.

Die Privatwirtschaft, welche die Gesamtheit der Anbieter von eHealth-Anwendungen sowie Diensten vereint, erfreut sich vorrangig einer Umsatzsteigerung, welche durch den größeren Markt sowie die breitere Produktpalette resultiert.

Die Kontrollgremien, die die Implementierung und Anwendung der eHealth-Anwendungen überwachen, profitieren von optimierten und standardisierten Prozessen, wodurch ihr Aufwand bei höherer Effizienz minimiert wird.

Auch die Akteursgruppe aus dem Bereich der Forschung und Bildung zieht großen Nutzen aus eHealth-Anwendungen insbesondere in Verbindung mit Big Data. Hierbei kann auf eine sehr große Datenbasis zugegriffen werden. Durch das Vorliegen der Daten in elektronischer Form, ist es zudem leichter auf diese zuzugreifen und sie zu verarbeiten. Auf dieser Grundlage lassen sich weitere Optimierungen, Entwicklungen und Innovationen in Bereich eHealth vorantreiben.

Die Nutzung von eHealth-Anwendungen birgt allerdings wie auch jede andere technologische Anwendung eine Reihe an Risiken, die es zu beachten gilt. Grundsätzlich ist ein differenzierter Blick auf den Einsatz von IKT-unterstützten Technologien und Anwendungen anzustreben. Die Annahme, dass die positiven Effekte von einer eHealth-Anwendung auf andere Verfahren übertragbar seien, gilt es im Einzelfall zu überprüfen.

Den größten Risiko-Komplex stellt der Bereich rund um die Themen Daten und Sicherheit dar. Hier sind die Besorgnisse groß, dass die Systeme nicht ausreichenden Schutz der teils sehr persönlichen Daten bieten könnten. Unternehmen, insbesondere aber Hersteller von Soft- und Hardware (z.b. digitale Anwendungen, mobile Endgeräte) sind bisher häufig nicht auf die wachsenden Herausforderungen zur Gewährleistung der Datensicherheit eingestellt. Als Beispiel sei der größte bekannte Datenraub innerhalb des Gesundheitswesens in den USA genannt, bei dem 80 Millionen Patientendaten des Krankenversicherungsunternehmens Athem Inc. entwendet wurden. [86]

Darüber hinaus bestehen vornehmlich seitens Patienten viele Bedenken hinsichtlich der Behandlungsqualität in fachlicher sowie persönlicher Hinsicht durch einen zunehmenden Ersatz des persönlichen Kontakts beim Einsatz von eHealth-Anwendungen. Zudem wird den unterstützenden Systemen oftmals die korrekte Beurteilung und Interpretation abgesprochen.

Wie bei allen technologischen Innovationen schwingt auch bei eHealth permanent die Gefahr mit, dass die erhofften Vorteile nicht in angemessener Relation zu den Investitionen stehen und sich in monetären Verlusten niederschlägt, zumal auch nach der Einführungsphase kostenintensive Instandhaltungs- sowie Schulungsmassnahmen notwendig sind.

Zuletzt kommen noch ethische, juristische und regulatorische Fragestellungen hinzu, deren Ausmaß erst nach einer bestimmten Nutzung aller Anwendungen vollständig abgesehen werden kann.

Ungeachtet der Risiken, derer man sich stets bewusst sein muss, sind die möglichen Perspektiven derart vielversprechend, dass man an diesem Fortschritt nicht vorbei kommt. Auch werden sich mit den ersten Erfahrungen im Umgang mit den neuen Technologien viele der Risiken relativieren bzw. Lösungen zu eventuell aufkeimenden Problemen gefunden werden. Ferner haben auch alle beteiligten Parteien die soziale Verantwortung, alles Mögliche zu unternehmen, um den Leistungsbeziehern die vielfältigen Vorteile im Hinblick auf die gesundheitliche Behandlung zukommen zu lassen.

---

[86] CBS, 2015.

Die Abwägung von Chancen und Risiken verdeutlicht die Notwendigkeit einer ausgewogenen gemeinsamen Strategie sämtlicher Akteure zur erfolgreichen Realisierung der Digitalisierungspotentiale von eHealth und Big Data.

Zudem verdeutlichen die aufgezeigten Trends die Notwendigkeit sämtlicher Akteure des Gesundheitswesens sich auf die verändernden Rahmenbedingungen einzustellen. Versorgungsengpässe, bedingt durch den demographischen Wandel, Finanzierungslücken aufgrund steigender Gesundheitsausgaben sowie die steigende Nachfrage nach individualisierten Gesundheitsdienstleistungen seitens der Patienten stellen das Gesundheitswesen vor entscheidende Herausforderungen. Digitalisierung wie auch die Vielzahl neuer Möglichkeiten der mobilen Vernetzung oder (Echtzeit-)Analysen großer unstrukturierter Datenmengen, sind unabdingbare Ansätze, um diesen Herausforderungen zu begegnen.

Der Einsatz von eHealth und Big Data im Gesundheitswesen eröffnet dabei Potentiale im Hinblick auf die Erhöhung der Versorgungsqualität sowie die Steigerung der Versorgungseffizienz. Neue bzw. ergänzende Methoden mittels telemedizinischer Dienstleistungen, qualitativ hochwertigerer Technologien und schnelleren Datenauswertungsverfahren ermöglichen eine individuellere Behandlung entlang des gesamten Patientenpfades.

Darüber hinaus kann die durch eine IKT-basierte Vernetzung verbesserte Kommunikation zwischen Akteuren mittels elektronischer Patientenakten zu positiven Auswirkungen auf Versorgungs- und Verwaltungsprozesse führen.

Auch die anhaltende Entwicklung der Auflösung bisher starrer Abgrenzungen zwischen ambulantem und stationärem Sektor wird durch vereinfachte Möglichkeiten des Datenaustausches beschleunigt.

Zusammenfassend lässt sich festhalten, dass die Interessen aller beteiligten Akteure, die auf den Gesundheitssektor einwirkenden Trends sowie die sich bietenden Chancen die Nutzung von Big Data und eHealth-Anwendungen in absehbarer Zeit unabdingbar machen. Hierzu darf man jedoch die Risiken nicht außer Acht lassen und diesen mit einer gut durchdachten gemeinsamen Strategie sämtlicher Akteure im Sinne des eHealth-Gesetztes zur erfolgreichen Realisierung der Potentiale begegnen.

Literaturverzeichnis

Seagate Data-Readiness Index: Bis 2025 steigt der Anteil von Echtzeit-Daten auf 30 Prozent, Storage Consortium, München, 2018. URL: https://storageconsortium.de/content/content/seagate-data-readiness-index-bis-2025-steigt-der-anteil-von-echtzeit-daten-auf-30-prozent

Software-defined Storage wird zum Muss, Computerwoche, 2015. URL: https://www.computerwoche.de/i/detail/artikel/3066819/1/2529244/EL_mediaN10038/.

V. Markl, T. Hoeren, H. Krcmar, *Innovationspotenzialanalyse für die neuen Technologien für das Verwalten und Analysieren von großen Datenmengen (Big Data Management)*, Bundesministerium für Wirtschaft und Technologie, Berlin, 2013.

R. Bachmann, T. Gerzer, D. G. Kemper, *Big Data – Fluch oder Segen*, Mitp Verlag, Heidelberg 2014.

K. Manhart, *IDC-Studie zum Datenwachstum*, CIO, 2011.

R. Schmidt, M. Möhring. S. Maier, J. Pietsch, R.-C. Härting, *Big Data as Strategic Enabler - Insights from Central European Enterprises*, Business Information Systems, 176, 2014.

N. Dasgupta, *Practical Big Data Analytics: Hands-on techniques to implement enterprise analytics and machine learning using Hadoop, Spark, NoSQL and R*, Packt Publishing, Mumbai, 2018.

J. Han, M. Kamber, *Data mining: concepts and techniques*, The Morgan Kaufmann Series in Data Management Systems, Elsevier Science & Technology, Amsterdam, 2011.

U. M. Fayyad, G. Piatetsky-Shapiro, P. Smyth, *From Data Mining to Knowledge Discovery in Databases*, AI Magazine, 17 (3), 1996.

M. Ester, J. Sander, *Knowledge Discovery in Databases. Techniken und Anwendungen*, Springer, Berlin, 2000.

Was ist Data Mining?, Big Data Insider, 2018. URL: https://www.bigdata-insider.de/was-ist-data-mining-a-593421/

C. Kugler, T. Hochrein, M. Bastian, T. Froese, *Verborgene Schätze in Datengräbern*, QZ Qualität und Zuverlässigkeit, 3, 2014.

A. Gandomi, M. Haider, *Beyond the hype: Big data concepts, methods, and analytics*, International Journal of Information Management, 35 (2) 2015.

P. Russom, *Big Data Analytics*, TDWI best practices report, 4, 2011.

F. Buschbacher, *Wertschöpfung mit Big Data Analytics*, Controlling & Management Review, 1, 2016.

Was ist Big Data Analytics?, Big Data Insider, 2018. URL: https://www.bigdata-insider.de/was-ist-big-data-analytics-a-575678/

Seagate Data-Readiness Index: Bis 2025 steigt der Anteil von Echtzeit-Daten auf 30 Prozent, Storage Consortium, 2018. URL: https://storageconsortium.de/content/content/seagate-data-readiness-index-bis-2025-steigt-der-anteil-von-echtzeit-daten-auf-30-prozent

Wissenschaftlicher Dienst des Deutschen Bundestags, *Aktueller Begriff - Big Data*, Berlin, 2013.

Big Data – Die Pharmaunternehmen buhlen um Daten, Frankfurter allgemeine Zeitung, 2018.

U. Wirth, *Neues aus Digit@lien – Soziale Netzwerke im Gesundheitssektor (1)*, mdi – Forum der Medizin_Dokumentation und Medizin_Informatik, 2, 2010.

Allen, *When the ship.com comes in*, Telemed Today, 7 (6), 1999.

Weiterentwicklung der eHealth-Strategie; Studie im Auftrag des Bundesministeriums für Gesundheit, Startegy& / PWC, 2016.

D. Malvey, D. J. Slovensky, *mHealth Transforming Healthcare*, New York, 2014.

T. Kearney, *Mobile Health: Fata Morgana oder Wachstumstreiber?*, Düsseldorf 2013.

E.-H. W. Kluge, *Ethical and legal challenges for health telematics in a global world: Telehealth and the technological imperative*, International Journal of Medical Informatics, 80, (2), 2011.

Link, *Telemedizinische Anwendungen in Deutschland und in Frankreich*, München, 2007.

P. Plugmann, *Zukunftstrends und Marktpotenziale der Medizintechnik*, Berlin, 2011.

F. Leppert, W. Greiner, *Taxonomie eHealth*, Bielefeld, 2015.

N. Ellen, M. McKee, S. Wait, *Describing and evaluating health systems*, Handbook of Health Research Methods, Maidenhead, Open University Press, 2005.

The World Health Report 2000: Health Systems – Improving Performance, World Health Organization, 2000. URL: http://www.who.int/whr/2000/en/

P. Haas, *eHealth verändert das Gesundheitswesen - Grundlagen, Anwendungen, Konsequenzen*, HMD - Praxis der Wirtschaftsinformatik, 251 (6), 2006.

R. Fitterer, T. Mettler, P. Rohner, *Was ist der Nutzen von eHealth?, Eine Studie zur Nutzenevaluation von eHealth in der Schweiz*, Universität von St. Gallen im Auftrag des Koordinationsorgans eHealth Bund-Kantone, 2009.

G. Eysenbach, *What is e-health?*, 2001. URL: http://www.jmir.org/2001/2/e20/

Hein, W. Thoben, H.-J. Appelrath, *Preface, in Proceedings of the 2nd European Conference on eHealth*, Lecture Notes in Informatics, Gesellschaft für Informatik, Bonn, 2007.

M. Schmid, J. Wang, *Der Patient der Zukunft: Das Arzt-Patienten-Verhältnis im Umbruch*, Schweizerische Ärztezeitung, 84 (41), 2003.

Effizienzpotentiale durch eHealth, Studie im Auftrag des Bundesverbands Gesundheits-IT – bvitg e.V. und der CompuGroup Medical SE, Startegy& / PWC, 2017.

U.-V. Albrecht (Hrsg.), *Chances and Risks of Mobile Health Apps (CHARISMHA)*, Medizinische Hochschule Hannover, Hannover, 2016.

G. Gigerenzer, K. Schlegel-Matthies, G. G. Wagner, *Digitale Welt und Gesundheit. eHealth und mHealth – Chancen und Risiken der Digitalisierung im Gesundheitsbereich*, Veröffentlichungen des Sachverständigenrats für Verbraucherfragen, Berlin, 2016.

D. Furberg, A. A. Levin, P. A. Gross, *The FDA and Drug Safety*, Archives of Internal Medicine, 166 (18, 9), 2006.

Bauer, F. Eickmeier, M. Eckard, *E-Health: Datenschutz und Datensicherheit - Herausforderungen und Lösungen im IoT-Zeitalter*, Springer, Berlin, 2018.

F. Fischer, A. Krämer (eds.), *eHealth in Deutschland*, Berlin, 2016.

Merck kooperiert mit chinesischem Internetgiganten, Frankfurter Allgemeine Zeitung, 2018.

Neue Gesundheitsakte bringt GKV und PKV zusammen, Ärzte Zeitung, 2018.

T. H. Davenport, J. E. Short, *The New Industrial Engineering: Information Technology and Business Process Redesign*, Sloan Management Review, 31 (4), 1990.

J. Neuhaus, W. Deiters, M. Wiedler, *Mehrwertdienste im Umfeld der elektronischen Gesundheitskarte*, Informatik Spektrum, 29 (5), 2006.

M. Krämer, T. Norgal, T. Penzel, *Short Strategic Study: Strategies for harmonisation and integration of device-level and enterprise-wide methodologies for communication as applied to HL7, LOINC and ENV 13734*, Europäisches Komitee für Normung, Stockholm, 2001.

R. Fitterer, T. Mettler, P. Rohner, *Was ist der Nutzen von eHealth?, Eine Studie zur Nutzenevaluation von eHealth in der Schweiz*, Universität von St. Gallen im Auftrag des Koordinationsorgans eHealth Bund-Kantone, 2009.

M. Helfert, S. Leist, G. Zellner, *Process Improvement in healthcare based on critical performance indicators*, Proceedings of Workshop "Potenziale des Informations- und Wissensmanagements", Bern, 2005.

Good eHealth, Europäische Union, 2008. URL: http://www.goodehealth.org.

J. Van Bemmel, M. Musen, *Handbook of Medical Informatics*, Springer, New York, 1997.

K. Channabasavaiah, K. Holley, E. Tuggle, *Migrating to a service-oriented architecture*, IBM On demand operating environment solutions (White paper), 2004.
URL: ftp://129.35.224.15/software/info/openenvironment/G224-7298-00_Final.pdf

R. Lenz, M. Beyer, C. Meiler, *Informationsintegration in Gesundheitsversorgungsnetzen - Herausforderungen an die Informatik*, Informatik Spektrum, 22 (105-119), 2005.

E-Health-Gesetz, Bundesministerium für Gesundheit, 2017.
URL: https://www.bundesgesundheitsministerium.de/service/begriffe-von-a-z/e/e-health-gesetz.html Stand: 24.10.2017.

F Fischer, V Aust, A Krämer, *eHealth in Deutschland*, Springer, Berlin, 2016.

S. Müller-Mielitz, T. Lux, *E-Health-Ökonomie*, Springer, Berlin, 2017.

E-Health-Gesetz, Bundesärztekammer, 2018. URL: http://www.bundesaerztekammer.de/aerzte/telematiktelemedizin/earzt-ausweis/e-health-gesetz/

Prognostizierte Entwicklung der Altersstruktur in Deutschland von 2010 bis 2050 (in Millionen Einwohner), Statista, 2018. URL: https://de.statista.com/statistik/daten/studie/163252/umfrage/prognose-der-altersstruktur-in-deutschland-bis-2050/

Bertelsmann Stiftung, *Bevölkerungsprognose*, Bertelsmann, Gütersloh, 2015.

Demografiebericht, Bundesministerium des Inneren, Berlin, 2011.

Ärzteatlas, Wissenschaftliches Institut der Ortskrankenkassen, Berlin, 2017.

S. Schleidgen, C. Klingler, T. Bertram, W. H Rogowski, G. Marckmann, *What is personalized medicine: sharpening a vague term based on a systematic literature review*, BMC Medical Ethics, 14 (55), 2013.

S. Lindemann, *Die Philips Gesundheitsstudie*, Zukunftsinstitut GmbH, Frankfurt am Main, 2015.

F. Gerster, *Wachstumschancen des Zweiten Gesundheitsmarktes*, Gesundheitswirtschaft Rhein-Main e. V., Frankfurt am Main, 2014.

Gesundheitsausgaben 2017 um knapp 5 Prozent gestiegen, Ärzte Zeitung, 2018.

Wirtschaftsforscher warnen vor Finanzierungslücke in gesetzlicher Krankenversicherung, Ärzteblatt, 2017.

Entwicklungen der Medizinischen Versorgungszentren, Kassenärztliche Bundesvereinigung (Hrsg.), Berlin, 2015.

H. Rebscher, S. Kaufmann, (Hrsg.), *Digitalisierungsmanagement in Gesundheitssystemen*, medhochzwei Verlag, Heidelberg, 2017.

Diabetes: Pflaster misst Blutzucker ohne in die Haut einzudringen, Gesundheitsstadt Berlin das Hauptstadtnetzwerk, 2018. URL: https://www.gesundheitsstadt-berlin.de/diabetes-pflaster-misst-blutzucker-ohne-in-die-haut-einzudringen-12259/

Anteil der mobilen Internetnutzer in Deutschland in den Jahren 2015 bis 2017, Statista, 2017. URL: https://de.statista.com/statistik/daten/studie/633698/umfrage/an-teil-der-mobilen-internetnutzer-in-deutschland/

Anteil der Internetnutzer in Deutschland in den Jahren 2001 bis 2017, Statista, 2017. URL: https://de.statista.com/statistik/daten/studie/13070/umfrage/ent-wicklung-der-internetnutzung-in-deutschland-seit-2001/

Sanofi und Google: Patientenversorgung der Zukunft im Blick, Diabetes-Online, 2017. URL: https://www.diabetes-online.de/leserrezepte/a/joint-venture-ondou-sanofi-und-google-patienten-versorgung-der-zukunft-im-blick-1846712

P. N. Klöcker, R. Bernnat, D. J. Veit, *Stakeholder behavior in national eHealth implementation programs*, Health Policy and Technology, 4 (2), 2015.

Böckmann, *Das deutsche Telemedizinportal – Status und Perspektiven*, e-Health, 2015.

K. Brisch, *Der Beitrag des Rechts zur IT-Sicherheit: Rechtsrahmen, Anforderungen, Grenzen*, Security Einfach Machen, Springer, Wiesbaden, 2017.

F. Leppert, W. Greiner, *Die Überführung von Telemedizinischen Dienstleistungen in die Regelversorgung*, Produktivität von Dienstleistungen, Springer, Wiesbaden, 2014.

S. Lamp, *E-Health: Digitalisierung der Medizin – Rechtliche Aspekte und Problemfelder*, ZWP Zahnarzt Wirtschaft Praxis, 10, 2016.

Praxis am Netz, Informationen zur IT-Ausstattung und zum sicheren Netz für Ärzte und Psychotherapeuten, Kassenärztliche Bundesvereinigung, 2016. URL: http://www.kbv.de/media/sp/PraxisWissen_Service_SNK.pdf.

M. Wunder, J. Grosche, *Verteilte Führungsinformationssysteme*, Springer Science & Business Media, Berlin, 2009.

eHealth-Planungsstudie Interoperabilität Ergebnisbericht AP5 – Ziellösung, Bundesministerium für Gesundheit, Bonn, 2014.

B. Ekeland, A. Bowes, S. Flottorp, *Effectiveness of telemedicine: A systematic review of reviews*, International Journal of Medical Informatics, 79 (11), 2010.

Anteil der Haushalte in Deutschland mit Internetzugang von 2002 bis 2018, Statista, 2020. URL: https://de.statista.com/statistik/daten/studie/153257/umfrage/haushalte-mit-internetzugang-in-deutschland-seit-2002/

Flash Eurobarometer 404 (European Citizens' Digital Health Literacy), EU Kommission, 2014. URL: https://ec.europa.eu/commfrontoffice/publicopinion/flash/ fl_404_en.pdf

G. Gigerenzer, K. Schlegel-Matthies, G. Wagner, *Digitale Welt und Gesundheit. eHealth und mHealth – Chancen und Risiken der Digitalisierung im Gesundheitsbereich*, Sachverständigenrat für Verbraucherfragen, Berlin, 2016

Ärzte im Zukunftsmarkt Gesundheit. Die eHealth-Studie Die Digitalisierung der ambulanten Medizin. Eine deutschlandweite Befragung niedergelassener Ärztinnen und Ärzte. Eine Studie der Stiftung Gesundheit, GGMA Gesellschaft für Gesundheitsmarktanalyse mbH, 2015. URL: https://www.stiftung-gesundheit.de/pdf/studien/ Aerzte_im_Zukunftsmarkt_Gesundheit-2015_eHealth-Studie.pdf.

Eckert, *IT-Sicherheit. Konzepte – Verfahren – Protokolle*, Oldenbourg Wissenschaftsverlag, München, 2012.

Lawsuit: Anthem Was Warned Of Cyber Threat To Health Care Providers, CBS, 2015. URL: http://losangeles.cbslocal.com/2015/02/18/lawsuit-anthem-waswarned-of-cyber-threat-to-health-care-providers/